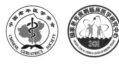

国家老年疾病临床医学研究中心科普系列丛书

丛书总主编
范利 曹丰 李天志

凤凰医学
Phoenix MedPub

关爱老人手术安心

—— 老年人围手术期常见问题及应对策略

主　编　曹丰　程芮　勇琴歌
副主编　高凌根　王彬　徐国纲
编　委（以姓氏拼音为序）

曹延祥	陈雷	陈雯	陈伟男	陈世豪	程文佳
池思敏	党爱民	高萌	高远	耿丽欣	郭莹璐
韩东	韩娜	贺晶	孔东生	兰月	李志红
李春宝	梁致如	梁琳	刘斌	刘朝阳	刘伯荑
刘志英	吕月	卢文宁	陆庆明	路艳	马聪
马静	马永富	万沐君	王昆	王蓉	王嘉楠
王锦玲	王亚斌	王运仓	王云鹏	王艳玲	邱悦
沈晓影	宋思敏	粟妍晖	席少枝	徐立宁	许蓬蓬
杨轲	尹芳芳	元媛	张鹏	张涛	张煊
张颖	张爱凤	张丽萍	张瑞芹	赵婷	赵雪梓
朱荔	朱海兰	周志鹏			

插　图　王嘉楠
秘书组　宋思敏　陈世豪

U0335146

江苏凤凰科学技术出版社 · 南京

图书在版编目（CIP）数据

关爱老人手术安心——老年人围手术期常见问题及应对策略 / 曹丰, 程芮, 勇琴歌主编. —南京: 江苏凤凰科学技术出版社, 2024.1（2025.2重印）

（国家老年疾病临床医学研究中心科普系列丛书）

ISBN 978-7-5713-3834-3

Ⅰ. ①关⋯　Ⅱ. ①曹⋯ ②程⋯ ③勇⋯　Ⅲ. ①老年人—外科手术—围手术期　Ⅳ. ①R619

中国国家版本馆 CIP 数据核字 (2023) 第 204671 号

国家老年疾病临床医学研究中心科普系列丛书

关爱老人手术安心——老年人围手术期常见问题及应对策略

主　　　编	曹　丰　程　芮　勇琴歌
策　　　划	傅永红
责 任 编 辑	程春林
责 任 校 对	仲　敏
责 任 监 制	刘文洋
责 任 设 计	孙达铭

出 版 发 行	江苏凤凰科学技术出版社
出版社地址	南京市湖南路 1 号 A 楼，邮编：210009
出版社网址	http://www.pspress.cn
印　　　刷	徐州绪权印刷有限公司

开　　　本	720 mm × 1000 mm　1/16
印　　　张	15
字　　　数	200 000
版　　　次	2024 年 1 月第 1 版
印　　　次	2025 年 2 月第 2 次印刷

标 准 书 号	ISBN 978-7-5713-3834-3
定　　　价	58.00 元

图书如有印装质量问题，可随时向我社印务部调换。

主编简介

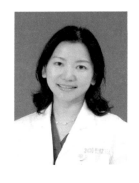

曹 丰 主任医师、教授，博士生导师，现任国家老年疾病临床医学研究中心主任，中华医学会心血管分会临床研究学组副组长、中国老年医学学会副会长，国家杰出青年科学基金获得者，入选国家百千万人才工程。曾在美国斯坦福大学医学院做博士后3年，临床主攻冠心病的介入诊治，长期从事心血管疾病的诊治研究以及老年医学方面的研究。积极推进老年医学临床研究中心的建设，参加多项老年疾病诊疗指南和团体标准的发布。以第一作者/通讯作者在 *Circulation, European Heart J* 等杂志发表 SCI 论文 145 篇；承担国家自然科学基金重点项目、重大研究计划、科技部国家重点专项等 19 项课题资助；获美国心脏病协会 AHA 博士后基金（2006），国家科技进步一等奖（2011），军队科技进步一等奖（2020），军队医疗成果一等奖（2014），Circulation 最佳基础研究奖（2006）；授权 10 项国家发明专利。美国心脏病学会（ACC）Fellow，*Circulation Research* 编委，*European Heart Journal* 的 co-editor。

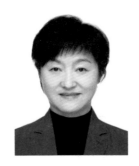

程 芮 解放军总医院第二医学中心综合外科主任，先后从事心血管内科、重症医学和军队老年保健工作，共计30余年。出版著作8部，发表论文40余篇，主持及参与完成多项国家国家重大专项和北京市科委重大项目及军队课题。主编《人生必须知道的健康知识科普系列丛书——重症医学监护生命》获第四届中国科普作家协会有些科普作品奖（图书类）金奖；曾获军队医疗先进工作者。担任中国老年医学学会第一届理事会理事；中国医药教育协会重症医学专委会副主委；中国医师协会重症医学专委会委员围手术期管理学组副组长；解放军第十届老年医学专业委员会委员；中国医师协会心脏重症专业委员会委员；海峡两岸医药卫生交流协会心脏康复专业委员会委员；《中华灾害救援医学》杂志第二届编委会编委。曾经担任中国医师协会心脏重症专家委员会第一届金盾心脏重症工作委员会常委，海峡两岸医药卫生交流协会重症医学专业委员会常委，中国医疗保健国际交流促进会重症医学分会常委，北京市第二届第三届重症医学专委会委员，北京中西医结合学会第一届灾害医学专业委员会委员，《实用器官移植电子杂志》杂志、《中华灾害救援医学》杂志第一届编委会、医学参考报《灾害救援医学》频道第一届编委会编委。

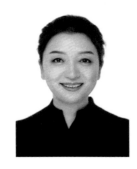

勇琴歌 中国人民解放军总医院第二医学中心护理部主任，副主任护师；中华护理学会老年护理专委会委员；中国研究型医院学会护理教育专业委员会常委；中国老年医学学会数字诊疗分会副总干事；中国老年医学学会医疗照护分会委员。获得国家二级心理咨询师，认知训练师，老年健康照护培训师、航空医疗救护等资质，担任院PICC护理专家，长期从事保健护理、护理管理和教学培训工作，有丰富的老年专科护理和保健护理管理经验。发表论文23篇，MEDLINE论文2篇，获批发明专利1项，实用新型专利3项，主持省部级课题2项，参研国家重点研发计划等省部级课题7项；主编/副主编著作5部。

序

　　我国老龄化社会发展很快，具有老年人口基数大、增速快、高龄化、空巢少子化的明显趋势和特点老年人不仅慢病多，而且高发的恶性肿瘤、心血管疾病、骨折、外科急症等需要外科手术干预，尽管现代老年医学、外科微创技术及麻醉水平不断提高，越来越多高龄老人可以安全地接受手术，但由于老人免疫力低下，合并慢性疾病多，重要器官功能发生退行性改变，储备能力和代偿能力减退，如何安全顺利度过围手术期，是很多老人和家人非常担心和关注的问题，为此我们出版了《关爱老人手术安心》科普一书。

　　此书作为我们国家老年疾病临床医学研究中心"关爱老人"系列丛书之一，汇聚了老年医学、内科、外科、麻醉、护理、康复、营养等多学科权威专家多年来在围手术期管理方面的宝贵经验，以科普的形式，从老年外科术前、术中、术后整个围手术期所关注的问题入手，非常详细地介绍了手术前准备到术后顺利康复的整个过程中最常遇到的困扰问题和解决办法。主要包括合并冠心病、高血压、糖尿病，慢性肾病等疾病老人的围手术期术前检查、准备要点、安全合理用药、手术的大概流程、术后常见并发症的防治、术后营养策略以及术后康复指导等。为使内容通俗易懂和便于查找，本书按照颅脑、面部、胸部、腹部、四肢等手术部位进行详细阐述，图文并茂，突出其科普性、实用性和可操作性，能为广大老年外科患者及其家属提供详尽而有针对性的指导和参考。

希望本书的出版能造福于老年人，为践行"积极老龄观，健康老龄化，幸福老年人"而尽微薄之力。

范　利

2023 年 10 月

前　言

　　人口老龄化是我国的基本国情，第七次人口普查结果提示，我国 60 岁及以上老年人口高达 2.64 亿人，占人口总数的 18.7%。有效应对我国人口老龄化，事关国家发展全局，事关亿万百姓福祉，对于全面建设社会主义现代化国家具有重要意义。为积极应对人口老龄化和健康中国战略的实施，我们邀请国家老年疾病临床医学研究中心和中国老年医学学会的权威专家参与科普，倾心撰写《国家老年疾病临床医学研究中心健康科普》系列丛书，《关爱老人从心开始》《关爱老人照护伴行》相继出版，为老年人及照护者、社会照护机构人员提供实用的、科学的指导，助力慢病防控。

　　老年人罹患的许多疾病如恶性肿瘤、心血管疾病、骨折、外科急症等需要外科干预，随着老年医学、外科微创技术及麻醉水平的提高，越来越多的高龄老人可以安全地接受手术。老人免疫力低下，围手术期并存疾病多，重要器官功能发生退行性改变，储备能力和代偿能力减退，如何安全顺利度过围手术期，是很多老人及其照护者非常关注的问题，于是《关爱老人手术安心》这本书应运而生。

　　《关爱老人手术安心》作为国家老年疾病临床医学研究中心健康科普系列丛书之一，从老年外科术前、术中、术后整个围手术期所关注的问题入手，详细介绍了从决定接受手术到术后顺利康复的整个过程中常常遇到的困扰和解决办法，主要包括合并高血压、冠心病、慢性肾病等慢性疾病老人的围手术期用药常见问题、术前检查、术前准备要点、手术的大概流程、术中常见问题、术后常见并发症的防治、术后营养策略以及术后康复指导等。为使内容通俗易懂且便于查找，本书按照颅脑、面部、胸部、腹部、四肢等手术部位进行详细阐述，突出其科普性、实用性和可操作性，能为专业老年照护从业人员以及广大老年外科老人及其家属提供详尽而有针对性的参考。

《关爱老人手术安心》汇聚了老年医学、内科、外科、麻醉、护理、康复、营养等多学科权威专家多年来在围手术期管理方面的宝贵经验，以科普的形式进行推广和传播，以便更好地为老人提供指导。本书出版是全体参编人员共同的愿望，希望本书能造福老年人，践行"积极老龄观，健康老龄化，幸福老年人"。由于编者水平有限，难免有不足之处，敬请广大同仁和读者朋友批评指正。

曹　丰　程　芮　勇琴歌
2023 年 8 月

目 录

1.

老人围手术期常规准备

1.1 术前准备那些事儿

术前都需要做哪些准备?

为了保证老人安全接受麻醉和手术,必须要进行充分的术前准备,正所谓"兵马未动,粮草先行"。术前需要做如下准备:

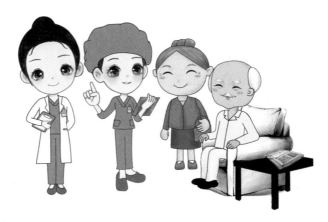

接受术前宣教

手术前您的管床医生和护士会对您进行健康宣教,也就是告知您关于围手术期的各项相关事宜,需要做哪些准备,做什么手术,整个手术的大致流程,术后恢复的注意事项,什么情况下可以出院,出院后如何进行复查等。

进行必要的检查和评估

老人大多合并高血压、糖尿病、冠心病等慢性病,医生需要对您进行相关的检查和评估,以判断能否耐受手术。

改善营养状况

如果您近期食欲不好或体重明显下降,说明您可能发生营养不良了,这种情况会降低您对麻醉和手术创伤的耐受力,而且术后容易发生切口感染、肺炎等并发症。术前如有充分的时间,可以在医生的指导下加强营养,从而增强抵抗力。

心理准备

老人对疾病和手术缺乏了解，手术前多有心理上的波动，如焦虑、紧张，或对手术及预后有诸多顾虑，并且随着手术日期临近，这种焦虑情绪达到高峰。极度紧张的情绪会影响老人的睡眠、食欲等，甚至使免疫功能减退，降低身体对病菌、过敏物质的抵抗力。这是正常的生理反应，术前主管医生和护士都要给老人进行疾病及手术知识宣教，多讲一些成功案例，老人充分了解自己手术的流程，进而消除对手术的恐惧，增强战胜疾病的信心。如果老人有睡眠障碍，根据情况可在术前一晚给予药物辅助睡眠，但切勿自行服药，影响后续手术。

术前戒烟

如果戒烟时间不够或者未戒烟，医生会建议您回家继续戒烟，至少戒烟满 2 周才能进行手术，尤其是肺部手术。吸烟的人容易咳嗽、咳痰，如果术前还在吸烟，气管和肺里的分泌物增多，不仅给麻醉带来风险，也增加外科医生手术的难度。另外，吸烟还会严重影响伤口愈合，增加感染和瘢痕形成的风险。因此，术前一定要戒烟，最好戒烟 4~8 周再进行手术。

学会床上大小便

全身麻醉（简称全麻）术后一般要卧床 24 小时或更长时间，所以需要提前训练在床上解大小便。可以在术前一天让老人试着在床上用尿壶解小便。如果有排尿障碍，可适当按摩老人的腹部或者让老人听流水声，以刺激排尿中枢反射。

术前学会"脚丫操"，远离血栓烦恼。

1. 双足主动伸屈运动

- 取平卧位。
- 双腿自然放松。

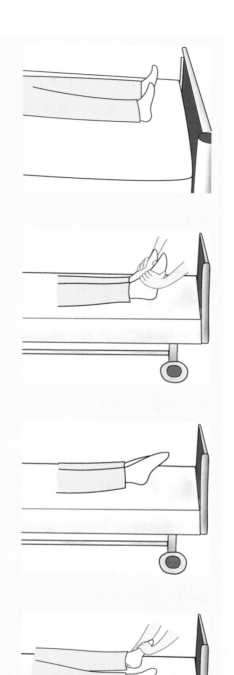

- 双足做主动足踝跖屈 50° 背伸 30° 运动。
- 频率为 24 次 / 分钟，每次运动 5 分钟。

2. 双足被动伸屈运动

- 取平卧位。
- 双腿自然放松。
- 协助者双手握老人足部，协助老人做足踝跖屈 50° 背伸 30° 运动。
- 频率为 24 次 / 分钟，每次运动 5 分钟。

3. 双足主动旋转运动

- 取平卧位。
- 双腿自然放松。
- 踝关节做伸、内旋、屈、外展的"旋转"运动。
- 频率为 15~20 次 / 分钟，每次运动 5 分钟。

4. 双足被动旋转运动

- 取平卧位。
- 双腿自然放松。
- 协助者一手握老人踝部，另一手握足尖，做"环转"运动。
- 频率为 15~20 次 / 分钟，每次运动 5 分钟。

5. 膝关节伸屈运动

- 踩踏自行车动作。
- 频率为 24 次 / 分钟，每次运动 5 分钟。

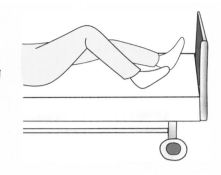

术前学会有效呼吸康复技巧

1. 学会有效咳嗽

深吸一口气，然后用腹部的力量用力咳出。术后有效咳嗽不仅可以帮助老人将压瘪的肺部重新通气复张，还可将肺部小支气管及末梢的痰液排出，防止肺部感染。

2. 深而慢的呼吸方式

用鼻子深吸一口气，屏住呼吸 1~2 秒，然后缩唇慢慢呼气，呼气过程可分 3~4 次完成，通常吸气与呼气时间比为 1：2 或 1：3。

3. 腹式呼吸法

两手放于胸腹部，深吸气时，放于腹部的手随着腹部的隆起而抬高，然后慢慢吐气，放于腹部的手向内上方压，帮助膈肌上移。

4. 吹气

吹气球、吹瓶子、呼吸功能锻炼器等均可应用，根本目的是练习深呼吸。

手术前老人要完善哪些检查？

术前需要做的检查主要包括以下三大类：

1. 评估老人的整体状态

评估手术麻醉风险的一系列检查，包括心电图、胸片等，此外老人还应进行心脏超声以及肺功能检查，以评估心、肺功能。

2. 抽血检查

评估身体的一般状况，通常检查内容有血常规、凝血、肝功能、肾功能、甲状腺功能七项以及术前免疫八项等。

3. 特殊检查

对于患肿瘤的老人来说可能还需要 CT 及磁共振（MRI）检查，具体依病种而定。

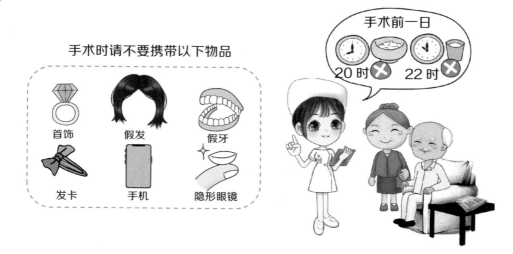

手术时请不要携带以下物品

首饰　假发　假牙

发卡　手机　隐形眼镜

手术前一日

20 时　22 时

明天就要手术了，还需要做哪些准备？

不同的手术，术前准备和治疗不尽相同，您只要听医生的就可以了。

1. 术前知情同意。手术前一天，医生会和家属谈话，请家属签知情同意书。这个过程是有法律保障的，任何外科手术之前都需要签署这份文件。术前谈话会告知家属手术的必要性、操作过程、术后的预期效果、手术风险等事项。

2. 麻醉医生谈话。术前麻醉医生会到病房进行术前访视，给您和家属讲解麻醉方式和相关风险，并需要签署知情同意书。

3. 护士会对您进行一系列的术前准备。备皮就是需要把手术区域表皮的毛发剃掉，脑部手术剃头发，胸部手术剃胸毛，下腹部手术剃阴毛。另外，还会进行抗生素皮试，如果皮试结果为阴性，术前使用抗生素预防术中感染；若皮试结果为阳性，则更换抗生素。同时，还会抽血进行交叉配血，以备术中输血。

4. 您需要在手术前一天洗澡，手术部位及颈后、腋窝、会阴部、腹股沟等处，可适当增加搓洗时间。更换清洁衣裤，并注意预防着凉感冒；术晨更换好病患服，病患服内不可穿内衣内裤。

5. 遵医嘱术前6~8小时禁食禁水，从而预防麻醉后呕吐物误吸。有些药物要手术当天吃，术前用一小口水送服药物，依旧是安全的。

6. 肠道准备。手术前老人要结合自己的饮食习惯规律饮食，以天然新鲜的食品为佳，食量适中，少食多餐，切忌暴饮暴食。需注意的是，长期饮酒会损伤肝脏功能，影响麻醉药物代谢，给麻醉维持和苏醒带来不利影响，最好术前戒酒1周。另外，亲属可能会带很多保健品看望老人，想以此增强老人抵抗力，弥补手术的损伤。其出发点是好的，但是要知道营养的概念不是高蛋白、高热量、高脂肪，而是各种优质蛋白、维生素、纤维素、碳水化合物、脂肪等均衡全面的营养，手术前医生会根据老人的疾病性质、手术需求、个人营养状况及消化功能等因素为老人开具治疗饮食。一般情况下，术前2天要开始进食流质、无渣饮食，包括米汤、白粥、煮烂的面条等。术前8~12小时禁食，4小时禁水。老人如有长期便秘，术前一晚给予清洁灌肠，可口服硫酸镁、乳果糖等导泻药。

7. 充分的睡眠有利于手术的顺利进行及术后恢复，若您难以入睡，可询问医生是否需要使用药物辅助睡眠。

8. 被接往手术室之前在病房排空大小便；全身麻醉手术术中

会留置导尿管，所以不用担心术中上厕所的问题。

9. 术前将假牙、饰物（包括发卡、戒指、手镯、眼镜、项链等金属物品）及时摘掉。若您有松动的牙齿，请提前告知护士，以免术中牙齿脱落引起危险。

10. 老人体内有金属植入物者（如心脏起搏器、金属假牙、支架等不能取出的物品）请及时告知手术室护士。

11. 做好准备后，手术室护士会根据手术安排时间来病房接您去手术室。接台手术需等待手术室通知，等待期间会为您静脉输液以保证能量的需要。

手术前家属需要做哪些准备？

1. 做好老人的心理工作

老人对于疾病的认知有限，对于手术肯定会有恐惧及抵触心理。这时候家属一定要做好老人的心理疏导工作，多加鼓励，给予老人信心，时刻陪伴在老人身边，提升老人的安全感。

2. 准备好术后生活必需品

老人做完手术一般需要先卧床，或者会留有外科管道，家属需要准备好术后的生活必需品：牙膏、牙刷、牙杯、剃须刀（男性）、香皂、水杯、袜子、矿泉水、吸管、抽纸、湿巾、毛巾4条（脸、身、会阴、脚）、尿垫等。

3. 学会单人翻身及双人翻身的动作技巧

单人翻身时，需将老人双手交叉胸前，双膝屈曲，将留置的管道放在翻身后的同侧，一手托住老人的项背部、另一手托住腘窝处，将老人移至近侧，再用力将老人翻向对侧。双人翻身时，需将老人双手交叉于胸前，双膝屈曲，将留置管道放在翻身后的同侧，其中一人一手置于老人腘窝，用前臂托起老人双大腿，另一手伸入老人臀下；另一人一手伸入老人肩下，另一手伸入老人腰下；两人一起用力，将老人翻向对侧。在翻身过程中，一定不能拖、拉、推，而且一定要注意老人身上留置管道的安全，务必不能使管道牵拉、弯折、脱出。老人在家属和医护人员的陪同下前往检查室进行检查。

1.2 术中常见问题解惑

麻醉的方式都有哪些？

1. 全身麻醉手术

全身麻醉（简称全麻）是指麻醉药经呼吸道吸入、静脉或肌肉注射进入体内，产生中枢神经系统的暂时抑制，临床表现为意识消失、全身痛觉消失、遗忘、反射抑制和骨骼肌松弛。简单来说，全身麻醉后老人就像"睡了一觉"，醒来手术已经结束了。如果麻醉药物被代谢或从体内排出后,老人的意识及各种反射便逐渐恢复。现阶段我们常用的麻醉类药物有吸入性气体、静脉给药或外用给药。很多老人担心全麻后的智力会受到影响，造成感觉迟钝，记忆力变差。在现有的大量临床经验和查阅文献中，尚无全麻手术后老人的智力和记忆力受影响的报道。而且人体神经系统有个结构叫血脑屏障，麻醉药物可以被阻隔在大脑外，因此全麻手术并不会对脑部功能产生影响，老人也不要因噎废食，不能因为担心麻醉方式而耽误了病情。

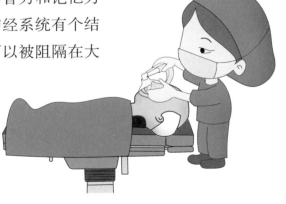

2. 局部麻醉手术

局部麻醉（简称局麻）是利用局部麻醉药注射在相应部位使脊神经、神经丛或神经干以及更细的周围神经末梢受到阻滞，使身体的某一部位暂时失去感觉。局部麻醉的特点就是麻醉局限在身体的"局部"，老人的意识是清醒的。常用的方法包括椎管内麻醉（阻滞）、神经阻滞、区域阻滞、局部浸润麻醉和表面麻醉等，我们常说的腰麻就是椎管内麻醉。简单来说，局部麻醉就是将局麻药物作用在神经局部，让老人局部失去感觉，但不影响神志，可以说局部麻醉老人可以在清醒状态下完成手术全过程，可以同医生交流。

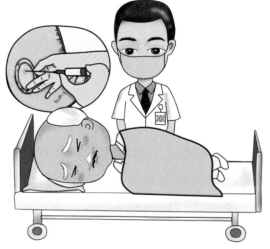

手术麻醉中会不会突然醒过来？

全麻手术过程当中，麻醉医生会严密监测老人的各项指标，其中有一项就是觉醒的指标（监测脑电 BIS 值即脑电双频谱）。如果老人有醒过来的趋势，监测仪器就会发出报警，提示老人有可能清醒，这时麻醉医生就会适量增加麻醉药物剂量，指标很快就会恢复正常。

什么情况下需要术中送冰冻切片？

当肿瘤的良恶性质不能明确判断时，临床医生需要在术中切除一部分病变组织送到病理科，进行快速切片，显微镜下观察标本的病理特点，快速得出诊断，并迅速将病理结果反馈给临床医生，有助于明确手术方案。

手术中为什么要给老人插尿管？

1. 手术过程中膀胱会处于充盈的状态，可能挡住手术的视野，不便于医生的操作，如果操作不当很容易损伤膀胱。

2. 大型的手术时间是比较长的，需要好几个小时甚至更长时间。全麻手术的老人处于麻醉状态，在这个时间不插尿管就会引起尿潴留，情况严重的还会导致膀胱因大量尿液潴留而发生破裂。

3. 老人插尿管后可以方便麻醉师观察尿量来决定术中的补液量。

4. 防止老人在无意识状态下排出尿液污染手术台。

5. 专科的泌尿系统手术，留置尿管便于老人手术切口的愈合。

6. 手术刚结束几小时内，老人麻醉状态下排尿系统还未恢复功能，如果不留置尿管，几小时内易引起尿潴留。一般术后第二天医生会拔除尿管，嘱老人自行排尿。

手术中为什么要给老人插胃管？

首先老人要知道，并不是所有手术都需要留置胃管，对于消化系统手术，留置胃管利于进行胃肠减压，引出胃内容物、气体等。同理，大部分手术是全麻手术，麻醉恢复过程中老人可能出现恶心、呕吐等症状。如果呕吐时老人不太清醒，呕吐物容易被吸入肺内，导致严重的肺部感染。老人不必担心胃管的问题，当胃肠道恢复功能，医生会尽快拔除胃管。

老人体质弱，术中会不会着凉感冒？

为老人做好保暖工作是手术室护士的重要工作之一。老人抵抗力差，手术时穿着衣物少，手术室温度偏低，老人容易着凉感冒。因此，老人进入手术室时会盖有棉被，消毒或手术时会采取一些保暖措施防止体温下降，在手术过程中使体温维持在36℃以上，输注的液体或血液均提前放入恒温箱，以避免因为输液等因素导致体温下降。

1.3 术后及出院后管理

全麻手术结束后为什么会感到喉咙痛，声音嘶哑？

选择全麻气管插管后，有的老人会感到喉咙疼痛、发声低沉或沙哑、吞咽障碍等。这种现象的原因主要是咽喉损伤：气管插管困难的老人插管前会使用麻醉药诱导咽喉部肌肉松弛，当肌松药未充分起效的情况下插管可能直接损伤咽喉部软组织，引起黏膜水肿，导致术后声音嘶哑。此外，插胃管时也可能因为管道损伤咽喉部黏膜或胃管反流时损伤咽喉部软组织导致术后声音嘶哑。

老人不必担心，医生会根据老人生理结构，选择合适型号的导管，正确掌握插管、拔管术，尽可能减少咽喉损伤。当然，气管插管造成的咽喉损伤老人也不必担心，也无须治疗，一般情况下，1周内可自行恢复。发生这类问题后，医生会及时清除呼吸道分泌物，减少刺激。老人也要尽量少说话，保持安静，遵医嘱吸氧。若咽喉损伤长期不愈，医生会合理使用药物治疗。

手术后用镇痛泵会上瘾吗，
手术后多久可以停用镇痛泵？

镇痛泵是一种液体输注装置，是把镇痛药、镇静药等装入一个一次性的药盒里，通过电子泵或机械泵以静脉方式输入人体，以起到止痛作用。通常镇痛泵里面的镇痛药使用的时间一般是在几天之内，且每次推注的剂量有限，而且还有一部分镇痛药物也不是成瘾性的药物，所以规范的使用镇痛泵是不会导致成瘾的。

使用镇痛泵会存在一些副作用，最常见的为恶心和呕吐。当然手术本身也会引起这些症状。因此，镇痛泵中也会同时加入止吐药，即使发生了恶心、呕吐症状，暂停药物输注后，一般最多2~3天就会消失。

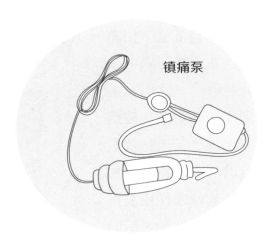

镇痛泵

对于术后疼痛严重，医生建议进行镇痛治疗时，老人往往会很纠结，一方面害怕术后疼痛难忍，一方面又顾虑镇痛治疗的不良反应。刚刚做完手术后，老人身体会比较虚弱，要保证充分休息才有利于康复，因此老人要改变"不使用止痛药物强忍疼痛"的错误观念。术后疼痛不必再强忍，完善的术后镇痛治疗能降低手术并发症的发生率和死亡率，缩短术后恢复时间，提高围手术期老人的生活质量。

手术后镇痛泵可能需要使用2~3天，因为在做完手术以后的前两天，一般疼痛会比较严重，需要使用镇痛泵进行缓解，在2~3天以后疼痛也会逐渐减轻，一般可以耐受，可以停止使用。老人可以自己感受一下，当疼痛导致自己额头微微出汗时，证明疼痛影响了正常的生活和休息，此时可以使用镇痛泵，如果效果不明显再报告护士采取其他方式止痛。

什么是术后早期康复？

顾名思义，术后早期康复就是手术之后根据身体状况尽早进行康复治疗。在传统观念里，我们都说"伤筋动骨一百天"，很多老人都易陷入一个误区——术后就要静养。然而事实上，从传统医学到现代医学都比较推崇合适的早期康复训练。无论是我们古代神医华佗创造的五禽戏，还是如今的八段锦，抑或是其他现代康复医学推崇的运动疗法，都有助于术后的早期康复。

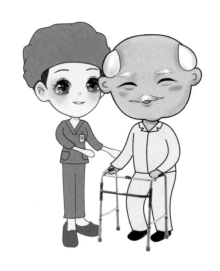

以髋关节置换手术为例，术后的老人如长期卧床休养，手术侧肢体得不到有效锻炼，易导致肌肉萎缩、关节粘连、肢体功能下降等不良后果，并且无法验证新置换的髋关节是否可以起到替代旧关节的效果。此外，老人骶尾部、踝关节处长期受压部位还易发生压疮的风险。由于血液黏稠度增加，老人长期制动肢体还增加了血栓的风险，严重者甚至可导致肺栓塞。术后医生会根据老人身体状况制订合适康复治疗计划，在护士和陪护的监督、协助下，每日完成康复锻炼，使手术侧肢体得到有效锻炼且在承受范围内不会活动量超负荷。在医护人员的鼓励下，老人也会克服焦虑情绪，尽早重返社会。因此，术后早期康复在围手术期十分必要，老人应摆脱认知误区，信任并配合医护人员，争取早日完成康复锻炼。

术后如何预防下肢静脉血栓？

1. 基础预防

（1）运动

老人平卧床上，可做踝泵运动。具体如下：下肢伸展，肌肉放松，吸气时缓缓勾起脚尖，做趾屈运动约45°。呼气时，脚尖缓缓下压，做背伸约30°运动。重复以上动作，持续4分钟，每天练习5~8次。请老人下肢伸展，肌肉放松，以踝关节为中心，脚踝做360°环绕，重复以上动作，持续4分钟，每天练习5~8次。

（2）饮食

可多饮水，预防便秘，控制血糖、血脂，戒烟。禁饮浓茶、咖啡，禁食高脂肪餐。

2. 物理预防

抗血栓袜：将手伸进袜子直到脚后跟处，抓住袜子后跟中间，将袜子由内向外翻出；将袜子套在脚上，确保脚后跟位于袜子后跟处；将袜子拉过脚踝和小腿，拉直脚尖部位使脚踝和脚背部位平整；将缓冲带反折，防止过敏。确保老人舒适，确保足跟部位置正确。通过观察窗，观察末梢血液循环情况。抗血栓袜穿 8 小时脱 1 小时，以此类推，直至可下地活动为止。

术后在床上如何翻身变化体位？

术后常规平卧 6 小时后可枕枕头，可摇高床头，最高与床头柜平齐，在此期间可活动肢体。侧卧时，可在背部加垫枕，使老人安全舒适并预防压疮的发生。翻身时注意切勿牵拉管道。

手术后饮食方面，需要注意什么？

1. 卧床休息期间，胃肠蠕动缓慢，消化吸收功能需要逐渐恢复，故建议少食多餐。

2. 如果手术后胸腔积液较多，会导致蛋白质大量丢失，则需要及时补充，建议多吃瘦肉、禽蛋、新鲜蔬菜、水果等高蛋白、高热量，富含维生素、容易消化的食物，避免过于油腻的饮食。

3. 老人若术后吃得少，容易出现低血钾，建议多吃香蕉、橙子等富含钾的食物，必要时遵医嘱口服药物补钾。

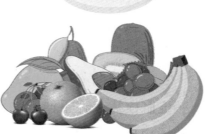

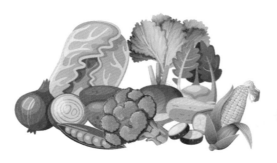

术后什么时候可以洗澡?

洗澡的时间应根据手术后伤口的愈合情况及老人的恢复情况综合而定。老人由于皮肤愈合能力差,伤口恢复慢,在多数情况下,若手术后伤口恢复好,拆线之后5~7天可进行淋浴洗澡。注意是只能淋浴洗澡,不能坐浴、盆浴,更不能浴缸里泡澡。如果手术伤口没有完全恢复,可以把伤口周围保护好,其他部位可温水擦浴。

术后多久可以正常参加社会活动?

在传统观念里,很多人认为手术后应该静养、多卧床休息。但是,合理的社会活动也是必要的。对于高龄老人,社会活动可以放宽至术后1个月,在这个阶段,我们建议老人早期进行床上的力量锻炼、早期下床活动、进行科学有效的功能锻炼,从而有效避免肺部感染、下肢静脉血栓、压疮(俗称褥疮)、泌尿系感染等并发症的发生。

此外,老人术后身体抵抗力差,术后要注意保暖,预防感冒;穿洁净衣服,尽量少会客,防止外界细菌过多,侵犯伤口,引发感染。一般情况下,术后3个月内不建议老人外出旅游,且老人应尽量在洁净环境下生活,注意生活规律。

术后多久可以复查?

老人术后要注意观察伤口情况,即使出院,也要定期复查。不同类型手术复查时间不同。一般出院后3个月第一次做复查,然后每3个月复查一次,1年后每6个月复查一次,然后再根据情况适当延长复查的间隔时间，发现特殊情况应积极针对性处理。常见的复查项目有：CT、MRI、骨扫描、血常规、肝肾功能、肿瘤标记物检测，对于胃癌及直结肠癌的老人应定期胃镜、肠镜检查等。

总之，随着医疗技术的发展，以及各种新药的临床应用，人们已经逐渐走出了谈病色变的时代。但是手术并不一定是一劳永逸的，老人与疾病斗争是一场持久战，需要医务人员、老人及家属一起努力，老人要保持良好的心态，正确面对手术，积极治疗，用良好的心态来战胜疾病。

哪些因素与术后并发症的发生有关？

术后肺部并发症的发生与老人本身和手术相关因素有关。

与老人相关因素包括：

1. 年龄。年龄 >50 岁并发症发生的风险会明显升高。

2. 合并慢性肺疾病，如慢性阻塞性肺疾病、支气管哮喘、阻塞性睡眠呼吸暂停、肺动脉高压、低氧血症。

3. 合并心力衰竭。

4. 手术前仍吸烟。

5. 身体一般情况差，如日常生活不能自理、营养状态差、入院查血清白蛋白 <3.5 g/dL、消瘦或过度肥胖。

6. 近期有上呼吸道感染。

手术相关因素包括：

1. 手术时间过长，如手术时长 >3 小时。

2. 没有时间充分准备的急诊手术。

3. 胸腹部手术或大型复杂手术，如上腹部手术、胸部手术、主动脉手术、头颈部手术、神经外科手术和腹主动脉瘤手术等。

4. 需要全身麻醉或使用长效肌松剂的手术。

术后出现腹胀、恶心、呕吐，该怎么办？

腹胀多是胃肠道功能障碍导致，在手术及麻醉后，胃肠道暂时处于"罢工状态"，加上老人胃肠蠕动较差，腹胀是比较常见的。可采取促进胃肠蠕动的方法以利排气，如早期活动，不能下地的老人可以在床上行桥式运动、腹部环形按摩、超声药物透入治疗等，还可应用开塞露或甘油灌肠剂灌肠、口服乳果糖等药物，严重者可遵医嘱行胃肠减压、低压灌肠、肛管排气等治疗。呕吐时，头偏向一侧，家属及照护者应及时清除呕吐物，以防呕吐物吸入呼吸道，引起窒息或呼吸道感染。麻醉药及镇痛泵内的药物，常见副作用为恶心、呕吐，但只是暂时的，等药物代谢完后，这些不良反应也会随之消失，所以可暂时先关闭镇痛泵；严重者可遵医嘱给予保胃止吐药物。

术后尿潴留怎么办？

老人的身体机能下降，如果术前就存在腹肌、肛提肌收缩力差，盆底肌肉韧带松弛等情况，这些与排尿功能相关的肌肉恢复缓慢，就会容易发生尿潴留。部分老年男性存在前列腺增生，受到手术刺激，可加重排尿困难而出现尿潴留，此时可以使用一些解除尿道括约肌痉挛的药物减少尿潴留；提肛肌训练可以增强盆底肌和尿道括约肌的功能，促进膀胱功能的恢复；热敷可以使腹部、膀胱区局部血液循环加快，尿道括约肌松弛，促进排尿；蹲位或坐位姿势排便可使肛门放松、增加腹压；此外还可使用针灸等方法，若排尿困难时间久且膀胱压力大，则应做导尿处理，间歇放尿。

2.

老人围手术期慢性疾病管理

2.1 心血管疾病老人手术时常关注的问题

心血管疾病老人外科手术如何降低风险?

老人应从以下两个方面进行关注:

1.老人及其家属注意与自己的主管医生进行沟通,尽可能得到帮助性信息,同时使主管医生充分了解老人以往得过什么相关疾病、平时的健康状况等。医生团队也会由麻醉科、心内科、外科等多学科专家组进行围手术期心血管疾病风险率评估,同时结合将要进行手术的类型、风险性进行充分评估。

(1)高危(心血管危险 >5%):

急症大手术,心脏瓣膜手术,主要脏器移植手术,主动脉及主要大血管手术,肝、胆、食管切除术等。

(2)中危(心血管危险 <5%):

动脉内膜剥脱术,头颈部手术,胸、腹腔手术,大关节置换术,矫形外科手术等。

(3)低危(心血管风险 <1%):

内镜手术,白内障手术,体表手术等。

2.根据老人平时活动耐受程度进行围手术期发生急性心肌梗死风险评估。对于前文提到的低危手术无须评估,可直接进行手术。对于中高危手术,如果老人平时具有很好的心功能储备,也可直接接受手术。如果老人心功能较差,则需要通过心血管专科会诊并进行冠状动脉血管、运动负荷试验等专业评估,再确定是否继续手术还是药物保守治疗。

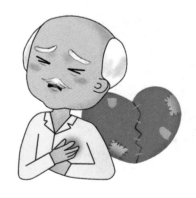

围手术期出血风险增加，抗凝药物是否需要停？

有不少老人由于原先有冠心病、房颤等基础疾病，口服了抗血小板和抗凝药物，但是在手术期间存在伤口和体内脏器出血的风险，因此他们特别关心是否需要提前停用抗凝药物，停药后又会不会使得原来的心脏疾病加重甚至发生急性心肌梗死或脑梗死呢？

1. 一般手术小和出血风险低的手术比如口腔科、皮肤科或者白内障手术，在围手术期可以继续服用阿司匹林、硫酸氢氯吡格雷等抗血小板药物，并不增加出血风险。

2. 青光眼手术围手术期应用抗血小板药物很可能增加出血风险，因此建议术前停用阿司匹林7~10天。

3. 在常规的骨科手术中，阿司匹林具有预防围手术期静脉血栓的作用，因此建议在骨科围手术期继续应用阿司匹林搭配肝素的治疗方案。

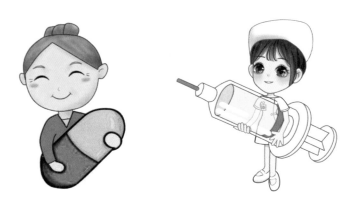

4. 针对出血风险高的手术，如头颅、腹部等外科手术，需进一步评估心血管风险，如果风险低并且近半年内没有植入冠脉支架的话，一般需要在术前5~7天停用阿司匹林，3~5天停用氯吡

格雷。

5. 近 1~3 个月植入支架的老人，需要继续使用阿司匹林和氯吡格雷，并且尽量推迟手术时间至冠脉支架治疗 6 个月后进行。

6. 需要在 6 个月内进行的急诊或限期手术老人，围手术期继续应用阿司匹林和氯吡格雷，需要充分评估围手术期内的出血风险。

7. 服用华法林的老人，术前则需要根据凝血常规检查中的 INR 比值大小变化，来确定是否停用华法林以及停用的时间。

手术前后具体该怎么办，还需要手术医生、麻醉师、心内科医生与老人及家属进行密切沟通，最终制订治疗方案。

患有高血压，可以安全接受手术吗？

手术期间有很多因素可以引起血压增高，主要原因有：

1. 手术后的补液量增多，使得体内血液循环中的液体负荷量增加。

2. 术后伤口疼痛，刺激交感神经兴奋，同时还会使得胸廓扩张和呼吸运动受到限制，会使血压升高。

3. 焦虑和精神紧张，术前休息不好等，均可促进血压升高。而老人由于主动脉弹性减弱，由主动脉弹性收缩所产生的舒张压明显下降，压力感受器敏感性降低等因素，使得血压以单纯收缩压为主（占 80% 以上）、血压波动大等。

4. 餐后、改变身体体位时的低血压，容易发生一过性心力衰竭和缺血性脑卒中等疾病。

因此，在预防方面需要注意以下几点：

1. 术前一天按情况遵医嘱服用镇静类、抗焦虑等药物，以促进睡眠，休息好。

2.术后酌情给予减轻疼痛的药物，并防止尿潴留和恶心、呕吐的发生。手术前后的输液总量也需要根据老人一般的状况进行个体化调整，特别需要注意低血压的发生。

3.由于手术造成的生活方式改变，需要根据血压的水平及时增加或减少降压药物的使用量。

4.减轻精神压力，控制饭菜中加入钠盐的量，并且戒烟、戒酒，可以适当加强体育锻炼。

安装起搏器的老人手术时应注意哪些问题？

安装起搏器的老人应该尽量向主管医生提供起搏器的详细信息（如设备类型和制造商、植入医院、随访情况、电池状态、设备位置等），医生会根据心电图情况判断老人身体对起搏器依赖程度，评估起搏器参数设置是否符合该老人目前疾病及手术需要。

手术时外科医生经常使用电刀，电磁干扰是围手术期最常见的问题，因为起搏器可能错误地将电磁干扰认为是心脏节律，从而有可能会引起起搏器的损坏。

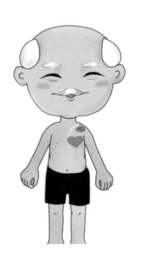
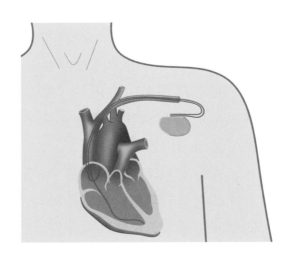

电磁干扰与手术部位有关，应使电流通路尽可能远离起搏器。脐上部位手术使用单极电刀有可能导致起搏器的损坏，医生会在术前调整起搏器的工作模式，使起搏器以固定频率工作，确保手术时老人生命体征稳定。脐以下部位的手术受电磁干扰的影响比较小，手术期间医生会进行心电监测，确保心率稳定在一定水平，并不需要进行调整模式。

手术时也可将磁铁放置在植入起搏器部位的皮肤表面，起到关闭起搏器内部磁铁开关的作用，大部分起搏器将由同步状态转为非同步状态，此时起搏器将不再感知自身电活动，而以固定频率发放起搏脉冲，从而起搏心脏。但起搏器上方放置磁铁通常不建议使用，除非有紧急情况才会应用此法。

2.2 老人围手术期肺部保护要点

为什么老人手术后容易出现肺部并发症？

随着年龄的增长，术后肺部并发症的风险也相应增加。80岁以上老人肺部并发症发生率是50岁以下患者5倍多。手术后（特别是胸部和腹部手术后）肺容积的减少是导致术后肺部并发症的主要因素。另外，术后疼痛和呼吸幅度减小也是相关因素。麻醉剂的残留效应和术后应用阿片类镇痛药物可减弱呼吸驱动，从而导致咳嗽的抑制和呼吸道分泌物的黏液纤毛清除受损，这也是术后感染的一个因素。

老人会出现呼吸功能下降，肺储备能力不足，还可能合并慢性阻塞性肺疾病或阻塞性睡眠呼吸暂停等疾病，另外老人对麻醉镇静药的敏感性增加，这些因素使得老人围手术期更容易出现高碳酸血症、低氧血症、呼吸暂停和呼吸功能衰竭等术后肺部并发症。

常见的术后肺部并发症有哪些？

术后肺部并发症是指术后肺功能异常导致有临床意义并且对临床病程产生不良影响的可辨识病变或功能障碍。据统计，所有类型手术的总体术后肺部并发症发生率是 6.8%。主要包括以下几种并发症：① 肺不张；② 感染，包括支气管炎和肺炎；③ 呼吸衰竭（术后机械通气时间超过 48 小时或者发生计划外的重插管）；④ 低氧血症；⑤ 基础慢性阻塞性肺疾病加重或哮喘发作。

术前哪些准备可以减少肺部并发症？

老人手术，术后肺部并发症风险明显升高，术前要进行充分的准备，主要的措施包括：① 术前戒烟，如果可以，最好在术前 8 周开始。② 控制肺部基础疾病，如慢性阻塞性肺疾病、哮喘，将肺功能调整到最好的状态。③ 术前肺功能锻炼，包括有氧运动等各种运动、呼吸锻炼和呼吸肌训练。术前积极的呼吸功能锻炼，可以减少术后肺部并发症，特别是对肺部并发症风险较高的胸腹部手术。④ 改善全身状态，纠正营养不良，治疗贫血。⑤ 术前学会有效咳嗽的方法。

如何进行呼吸功能锻炼？

呼吸训练能够开放萎陷的肺泡、减少肺不张、促进分泌物排出及恢复肺容积，从而减少术后肺部并发症，是降低术后肺部并发症风险的重要措施，为加强效果，鼓励多种措施联合使用。主要措施包括：

1. 有氧运动等各种运动。

2. 主动的呼吸训练，如腹式呼吸功能锻炼和深呼吸锻炼等。

3. 借助器械的主动呼吸肌训练，如简单的吹气球、吹水泡法；还有肺笛等许多专用的呼吸肌训练工具。

4. 被动的呼吸功能锻炼，主要是借助无创呼吸机，采用持续气道正压治疗，达到肺扩张的目的，对于一些全身情况和肺功能差的老人，这个方法可能更有效。

老人围手术期如何进行腹式呼吸锻炼？

腹式呼吸锻炼，包括腹式呼吸法和缩唇呼气法，能加强胸、膈呼吸肌的肌力和耐力，由于不用借助器械，方便简单且有效，被广泛用于改善老人的肺功能，对于预防术后肺部并发症有重要作用，是最基础的预防措施。

1. 腹式呼吸锻炼

腹式呼吸锻炼方法是：老人取立位、坐位或平卧位，初学时以平卧位容易掌握。两膝半屈（或膝下垫小枕），使腹部放松。两手自然下垂贴于腹部；用鼻缓慢吸气时，膈肌最大程度下降，腹肌松弛，双手感腹部向上抬起到底；呼气时，腹肌收缩，双手协助腹部下降，膈肌松弛，膈肌随腹腔内压增加而上抬，尽力将气呼尽，增加呼气潮气量。同时，可配合缩唇呼气法，每天进行锻炼，时间由短而长，逐渐习惯于平稳而缓慢的腹式呼吸。训练腹式呼吸有助于降低呼吸频率，增加潮气量和肺泡通气量，减少功能残气量，增强咳嗽、咳痰能力，缓解呼吸困难症状，改善换气功能。

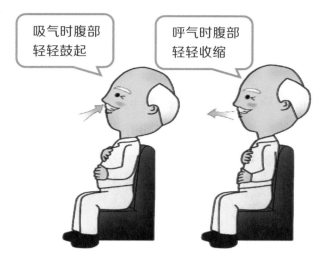

吸气时腹部轻轻鼓起

呼气时腹部轻轻收缩

腹式呼吸法示意图

2. 缩唇呼气锻炼

缩唇呼气的方法是：老人呼气时腹部内陷，胸部前倾，将口唇缩小（呈吹口哨样），尽量将气呼出，以延长呼气时间，同时口腔内压增加，传至末梢气道，避免小气道过早关闭，改善肺泡有效通气量。吸气和呼气时间比为 1：2 或 1：3，尽量深吸慢呼，每分钟 7~8 次，每次 10~20 分钟，每天训练 2 次。

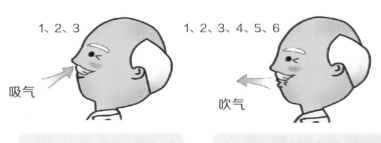

1、2、3

吸气

1、2、3、4、5、6

吹气

第一步：从鼻孔吸入空气，嘴唇紧闭，默数 1、2、3

第二步：撅起嘴唇，慢慢呼气，如同吹口哨，默数 1、2、3、4、5、6

老人术后怎样有效咳痰？

有效的咳嗽可以帮助老人将痰液咳出，避免痰液堵住气道引起肺不张、呼吸困难、窒息等术后肺部并发症。咳嗽、咳痰在平时可能是一件简单的事情，但手术后由于卧床、禁食禁水和切口疼痛等因素的影响，有时咳痰会变得非常困难。因此，术前就要学会有效咳痰的技巧和方法。

有效咳嗽的五个步骤，包括：① 咳嗽时老人尽可能取坐位，身体略向前倾，双手可以环抱一个枕头之类的物品；② 通过腹式呼吸的方法，缓慢地进行呼吸；③ 在呼气末时屏住气，通过缩唇呼吸的方法将气呼出；④ 再次深吸气后屏住气 2~3 秒，再进行 2~3 次有力的咳嗽；⑤ 咳嗽时可以用手（可以请求外人帮助），或者是用枕头按住有切口的胸部或腹部，帮助咳嗽，减少咳嗽冲击对切口的影响，减轻疼痛。

大多数医院，老人手术后都会给予雾化治疗，雾化后，痰液会变得稀薄，容易咳出。因此，雾化后要抓住时机主动咳嗽咳痰，会起到事半功倍的效果。

另外，对于胸腹部手术老人，要有规律、有意识地每 2~4 小时咳嗽、咳痰一次。在切口疼痛激烈影响咳嗽时，要及时告诉医师以获得适当的帮助。

什么是术后肺不张？怎么治疗？

术后肺不张是指手术后部分或全部肺脏发生塌陷，即肺在每次呼吸时不能膨胀到正常大小。可发生于肺部受压或肺内气流受阻时，也可发生于气道阻塞时。术后肺不张是术后最常见的肺部并发症，往往是低氧血症、肺部感染等并发症的始动因素。肺不张较轻时，可无明显症状；如果肺不张较重，则可导致呼吸困难，因为血氧不足皮肤或嘴唇呈青紫色。

治疗措施主要包括：

- 采用抗生素等药物和其他方法来治疗导致肺不张的肺炎或其他基础疾病。
- 如果黏液导致气流受阻，采用化痰药物和物理治疗来松解和清除肺内黏液。包括口服药物和雾化吸入剂，如盐酸氨溴索、乙酰半胱氨酸等；气道廓清治疗，也称为"胸部物理治疗"，包括由医护人员重击背部以松解黏液，或使用特殊装置，包括振动床、振动背心和供老人吸入的排痰装置；对于身体较弱的老人，当无力咳痰时，需要护理人员将黏液吸出气道。
- 对于出现低氧血症的老人，需要进行氧疗，经面罩或插入鼻腔的导管给予。严重低氧老人，可能需要帮助开放气道和肺部的装置，即佩戴高流量氧气湿化治疗仪，或者佩戴无创呼吸机治疗。

术后什么体位有利于减少肺部并发症？

手术后尽可能地保持半卧位、坐位，并尽早下床活动，避免长时间平卧。与平卧位相比，半卧位和坐位时膈肌下降，肺容积增加，呼吸活动度增大，有利于呼吸和咳嗽咳痰，从而减少肺部并发症。另外，半卧位和坐位可促进头颈部聚集的液体回流，减轻头颈部水肿，有利于减轻气管插管导致的声带水肿和阻塞性睡眠性呼吸暂停。对于腹部手术而言，半卧位减轻腹肌紧张，有利于腹部切口疼痛缓解。

患慢性阻塞性肺疾病的老人可以手术吗？

慢性阻塞性肺疾病（简称慢阻肺）是老人最常见的慢性疾病之一。慢阻肺是术后肺部并发症（如肺炎、首次拔管后重插管及插管超过 48 小时）的重要危险因素，这些并发症可增加住院时长和死亡率。然而，慢阻肺并不是手术的绝对禁忌证，除非存在严重的呼吸衰竭或心力衰竭，大多数控制稳定的慢阻肺都可以安全地进行手术。

患支气管哮喘的老人可以手术吗？

支气管哮喘是一种以气道炎症和狭窄为特征的慢性肺部疾病，可导致可逆性气流受限。哮喘在围手术期出现急性发作，特别是手术麻醉期间，最常见于全身麻醉气管插管之后。哮喘通常为一过性，经治疗后不会留下后遗症。然而，有时可能会很严重，可引起严重并发症甚至导致死亡。但较近期的研究发现，在哮喘控制良好的老人中，哮喘与术后肺部并发症风险没有太多关系。

为什么感冒了不能着急手术？

感冒是急性病毒性上呼吸道感染的俗称，会引起不同程度的上呼吸道症状，如打喷嚏、鼻塞及流鼻涕、咽痛、咳嗽、低热、头痛等。感冒期间手术可能导致咳嗽、咳痰等呼吸道症状加重，以及哮喘发作、肺部感染等术后肺部并发症增加。因此，对于择期手术，建议推迟 2~4 周或感冒症状好转至少 1 周，气道炎症反应消退后再手术。

睡眠呼吸暂停综合征对手术有影响吗？
术后要注意什么？

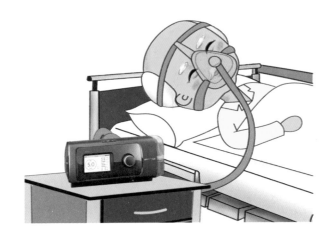

睡眠呼吸暂停综合征是一种常见疾病，其特点为睡眠期间反复发生的上气道完全或部分塌陷而引起呼吸暂停和低通气。术后由于受到麻醉药物、镇静剂和阿片类镇痛剂，以及术后老人仰卧位等因素影响，手术后睡眠呼吸暂停可能加重，表现为睡眠期间更频繁、更严重或持续更长时间的血氧饱和度降低。通常伴新发高碳酸血症或高碳酸血症加重。这可能导致术后再次插管、心肌缺血、心律失常、缺氧性脑病或死亡。

对于伴有睡眠呼吸暂停综合征的老人，术后要监测血氧饱和度和呼吸情况，并给予吸氧，当出现血氧饱和度小于 90% 时，可以唤醒老人，并且要采取尽量半坐位、坐位或侧卧位。尽可能减少阿片类药物镇痛，避免同时使用镇静剂。对于术后睡眠呼吸暂停严重或术前使用呼吸机治疗的老人，术后尽早行无创气道正压呼吸机治疗。

33

2.3　老人围手术期消化系统问题早知道

老人消化系统常见慢性疾病包括那些？

消化器官包括口腔、食管、胃、肠、肝脏、胰腺等，老人的消化功能随着年龄的增长会逐渐退化。口腔唾液腺萎缩、唾液分泌减少；舌和咬肌萎缩，舌味蕾减少，味觉减退；食管蠕动及收缩力减弱。老人常见消化系统慢性疾病包括胃食管反流病、慢性萎缩性胃炎、慢性胆囊炎、胆石症、脂肪肝、乙肝、肝硬化、慢性便秘等。

反流性食管炎全麻手术前要注意什么？

正常情况下，我们吃进的食物会沿着口腔、食管、胃、小肠、大肠这条通路前行，然而有的时候，胃内的食物、胃酸、十二指肠液等胃内容物会在消化道这条本应单行的"公路"上来个调头，反流入食管，造成食管的炎症性病变，引起反流性食管炎。目前的标准医学名称是胃食管反流病，指胃、十二指肠内容物反流入食管引起临床症状和（或）食管黏膜损伤的一种疾病，其主要表现为反酸、烧心或食物反流、胸骨后痛等症状。患反流性食管炎的老人全麻手术前特别要避免症状加重，可积极改善生活方式，饮食上避免进食过饱，忌辛辣、刺激和难消化的食物，控制高脂肪、巧克力、薄荷及含咖啡因的食物，戒除烟酒等，睡前不宜进食，白天进食后不宜立即卧床，睡眠时应抬高床头，症状较重者可同时口服抑酸剂、抗酸剂、促胃肠动力药、胃黏膜保护剂等，减少胃酸分泌，促进食管和胃的排空。

慢性萎缩性胃炎对全麻手术有影响吗？

萎缩性胃炎是因为胃黏膜长期的慢性炎症引起胃黏膜腺体萎缩，常合并肠上皮化生、不典型增生等病变的一种慢性胃炎。严重的萎缩性胃炎被认为是一种胃癌前期病变，需要定期复查胃镜密切随访，但萎缩性胃炎演变成胃癌是一个长期的慢性过程，而且也不一定是必然结果，所以患萎缩性胃炎的老人应重视，但不必过于紧张。患有慢性萎缩性胃炎一般不影响全麻手术，但术后要注意加强胃黏膜的保护，防止应激性溃疡发生。

脂肪肝对手术有影响吗？

脂肪肝是肝脏常见的良性疾病。正常情况下，肝脏中脂肪含量不超过5%，脂肪量超过5%为轻度脂肪肝，超过10%为中度脂肪肝，超过25%为重度脂肪肝。轻度脂肪肝和中度脂肪肝临床上可能没有临床症状，多在体检做腹部彩超时被发现；重度脂肪肝会出现疲倦、乏力、厌食油腻、食欲减退、恶心、呕吐、腹胀、腹泻，甚至还有可能出现鼻出血、牙龈出血、肝掌、蜘蛛痣等症状，进一步发展可以导致肝硬化、肝功能衰竭等。患脂肪肝的老人体内脂质含量较高，大多都合并有心血管疾病，这些疾病会导致手术中出现心血管意外的风险升高，患脂肪肝的老人体内脂质增加，某些麻醉药物可大量溶解入脂肪内，这样会导致麻醉药物的代谢时间延长，从而导致全麻后老人的苏醒时间较一般老人时间更长。一般轻度的脂肪肝，肝脏功能和形态均正常，可以耐受全麻手术。患中重度脂肪肝的老人常合并有转氨酶的升高及胆红素的升高，肝脏功能明显异常，肝脏的储备比较差，如果进行全麻手术存在较高的风险，应积极进行降脂保肝治疗，待肝功能稳定后再考虑手术。

乙肝大三阳可以行全麻手术吗？

乙肝大三阳，即乙肝两对半检查中，表面抗原（HBsAg）、e 抗原（HBeAg）和核心抗体（HBcAb）为阳性，一般乙肝大三阳基本代表乙肝病毒复制率比较高、传染性比较强，因此需要进一步检查肝功能及乙肝病毒 DNA 水平，明确病毒复制率的高低。如果老人肝功能异常、乙肝病毒复制率高，需要及时给予抗病毒及保肝治疗，择期全麻手术应该推迟；若肝功能正常，乙肝病毒 DNA 水平不高，可以行全麻手术，围手术期注意避免使用肝脏毒性药物，保护好肝功能。

患肝硬化的老人围手术期要注意什么？

肝硬化老人并发外科疾病需进行手术治疗时，由于肝功能受损，老人对手术的耐受性显著降低，手术危险性大，病死率高。肝硬化合并外科疾病手术时，肝脏储备功能有不同程度受损，肝功能不全是围手术期死亡的主要原因，因此术前应该对老人的肝功能进行全面分析，根据病情做好充分的术前准备，对提高手术效果具有重要意义。术前应注意休息并积极纠正营养不良、贫血、低蛋白血症及凝血功能障碍，采取有效保肝措施，提高机体对手术的耐受性。因此，必须经过充分的术前准备才可施行手术。

慢性肝病老人由于营养摄入不足常伴随着营养不良，还存在维生素和微量元素的缺乏，因此患肝硬化的老人摄入食物要多样化、保证充足的能量和蛋白质，术前可给予高能量、高蛋白、低脂肪饮食，建议肝硬化老人术前每日能量摄入 30~35 kcal/kg，每日蛋白质摄入 1.2~1.5 g/kg，充分补给各种维生素，促进肝细胞再生，改善肝功能，增强抵抗力，有贫血、低蛋白血症及腹水时，要及时给予输血、血浆及白蛋白改善全身营养状况。

有慢性胆囊炎胆石症能做全麻手术吗？
围手术期要注意什么？

慢性胆囊炎一般是由长期存在的胆囊结石所致的胆囊慢性炎症，或急性胆囊炎反复发作转为慢性炎症。胆囊结石患病率随年龄增长而上升，70 岁以上人群的患病率高达 11.2%。随着我国人民生活水平逐渐提高，慢性胆囊炎、胆囊结石发病率近年来呈上升趋势。患慢性胆囊炎、胆囊结石的老人较为常见的症状是反复发作的右上腹不适或右上腹痛，其发作常与油腻饮食、高蛋白饮食有关。少数老人可能会发生比较剧烈的胆绞痛，表现为右上腹或上腹部持续疼痛伴阵发性加剧，可向右肩背部放射。患慢性胆囊炎的老人平时进食应该以清淡、容易消化的食物为主，动物内脏、油炸食品、辛辣刺激食物以及蛋黄等建议不要食用。同时需要一天三餐定时定量、少吃多餐，不要暴饮暴食，特别是早晨一定不要空腹，平时还要戒烟、戒酒，每天坚持一定量的锻炼，保持充分的水分摄入。患有慢性胆囊炎、胆石症的老人在病情稳定期可以做全麻手术，围手术期应积极控制感染、稳定肠道微环境，尽早经口进食启动肠道，避免禁食时间过长引起胆汁淤积，诱发胆囊的急性炎症。

2.4 围手术期老人其他慢性疾病的治疗与预防

老人容易罹患哪些内分泌病呢？

老人由于自身特点，许多疾病具有不典型性，极容易漏诊和误诊；尤其在围手术期，手术应激状态激素分泌异常，容易导致内分泌疾病的急剧变化；老人主要罹患的内分泌疾病包括糖尿病、甲亢（甲状腺功能亢进）、甲减（甲状腺功能减退）、垂体疾病及肾上腺疾病等。

患糖尿病多年，要做手术需要控制血糖吗？

手术创伤、应激、麻醉等多种因素可能诱发机体分泌儿茶酚胺、皮质醇和炎性介质等胰岛素抵抗因子，促使血糖升高；对于患糖尿病的老人而言，血糖波动更加明显；围手术期血糖控制不佳（主要是围手术期高血糖），会增加手术后感染发生率和死亡率，导致伤口愈合延迟，术后恢复差，住院时间延长；良好的血糖控制，更有利于伤口的愈合，加速术后恢复。因此，建议患糖尿病的老人在术前进行完整的术前评估，以防止急性糖代谢紊乱的发生。

患有糖尿病，术前应该如何调整血糖呢？

根据老人实施手术的类型、大小及手术时间，术后禁食时间，结合老人糖尿病的病程、目前用药，血糖监测情况，设定不同的血糖控制目标，达到个体化管理。既要避免低血糖和血糖大幅波动，也要避免血糖过高增加感染和高血糖危象的风险。对于年龄小于 75 岁、身体状况良好、无心脑血管并发症风险的老人，推荐空腹血糖或餐前血糖控制在 6.1～7.8 mmol/L，餐后 2 小时或不能进食时的随机血糖控制在 7.8～10.0 mmol/L。

如果是 75 岁以上的老人，或者合并肿瘤、心脑血管疾病、中重度肝肾功能不全、精神或认知功能障碍的老人，建议设定更为宽松的血糖控制目标，避免出现低血糖，具体来说控制的目标是：空腹血糖或餐前血糖控制在 7.8～10.0 mmol/L，餐后 2 小时或不能进食时的随机血糖控制在 7.8～13.9 mmol/L。

围手术期血糖变化会对身体有什么影响？

围手术期血糖异常，会增加手术老人的死亡率，增加感染、伤口愈合延迟、心脑血管事件等并发症的发生率升高，延长住院时间，增加住院费用，影响远期预后。因此，患糖尿病的老人一定要进行合理的血糖监测，尤其在术前进行全面的血糖评估，根据血糖监测水平进行调整，尽可能确保血糖的相对稳定。

作为糖尿病老病号，
手术前需要做哪些检查或者化验呢？

患糖尿病的老人在术前应进行完善的术前评估，主要包括以下方面：筛查空腹血糖、餐后 2 小时血糖，糖化血红蛋白；目前的治疗方案、血糖控制的平均水平和波动范围、低血糖发作情况；评估有无糖尿病并发症如冠心病、脑血管病变、糖尿病肾病等，推荐术前检查心电图和肾功能、外周血管超声等。

如何预防围手术期低血糖？

在前面主要讲了围手术期高血糖的危害，其实围手术期低血糖的危险性更大。只要血糖水平≤3.9 mmol/L就属于低血糖。中度低血糖（2.3~3.9 mmol/L），特别是严重低血糖（＜2.2 mmol/L）的发生可大大增加围手术期的死亡率。老人感觉较迟钝，低血糖的表现往往不典型，待出现症状时才发现血糖水平已经降到了极低的水平。因此，在围手术期，全程、规范监测血糖水平的变化尤为重要。首先，思想上足够重视，关注自身的血糖变化；其次，当饮食发生变化时，如出现心慌、出汗等不适症状，立即向医护汇报，复测血糖并处理；最后，外科手术术前需要空腹检查时，及时停止或调整降糖药物的使用时间及剂量，遵医嘱，不要自己调整药物。

术前降糖药物应该怎么吃？

围手术期可以使用胰岛素控制血糖，绝大多数大中型手术时，术前可停用口服降糖药物，改用胰岛素控制血糖。如二甲双胍应该在术前2天停用，格列齐特、格列本脲、格列吡嗪、格列美脲等药物手术当天停药，艾塞那肽、利拉鲁肽、利司那肽等胰高血糖素样肽-1受体激动剂（GLP-1），以及达格列净、卡格列净、恩格列净等钠-葡萄糖协同转运蛋白2（SGLT2）抑制剂于手术当天停药。

皮下注射胰岛素是术前控制血糖的首选方法，可选基础-餐时胰岛素（睡前中/长效联合三餐前短/速效胰岛素）、预混胰岛素皮下注射或胰岛素泵皮下注射方案。禁食期间停止使用餐时胰岛素，但仍需继续使用基础胰岛素。术后在老人恢复正常饮食前仍给予胰岛素静脉输注（术后胰岛素输注时间应在 24 小时以上），同时补充葡萄糖。待老人恢复正常饮食后改为胰岛素皮下注射至拆线为止，或逐渐过渡至术前治疗方案。对于血糖控制良好（糖化血红蛋白 <7.0%）的老人，行小手术且术后能正常进食时，术前可维持原治疗方案。手术当天停用口服降糖药物和早餐前速/短效胰岛素，可给予半剂量中效胰岛素或全剂量长效胰岛素类似物。术后待老人恢复正常饮食后，如无禁忌，可恢复原有降糖方案。

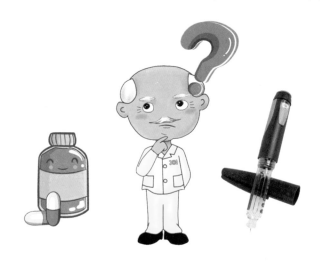

患糖尿病的老人围手术期血糖多久测一次合适？

正常饮食的老人，每天可监测 7 次血糖（晨起空腹血糖、早餐后 2 小时、午餐前及餐后 2 小时、晚餐前及餐后 2 小时和睡前血糖）。禁食老人可每 4~6 小时监测一次血糖。

甲状腺术后常年服用优甲乐，
做手术需要注意哪些问题？

术前要进行甲状腺功能的评估，复查甲状腺功能五项或甲状腺功能七项，术晨当天继续服用优甲乐，术后根据恢复饮水的情况尽早恢复优甲乐的服用，并进行甲状腺功能的复测，及时进行调整。

嗜铬细胞瘤围手术期注意事项？

嗜铬细胞瘤比较少见，是起源于肾上腺髓质、交感神经节或其他部位的嗜铬组织，持续或间断地释放大量儿茶酚胺，引起持续性或阵发性高血压和多个器官功能及代谢紊乱。虽然发病率低，但围手术期死亡率高，如何降低围手术期血流动力学的剧烈变化是治疗的关键。因此，术前应行 24 小时动态血压监测，尽可能控制血压和扩容，维持血流动力学及电解质稳定。

痛风老病号，要做手术了，药物还要继续吃吗？

痛风是一种代谢性风湿病，与嘌呤代谢紊乱和（或）尿酸排泄减少所致的高尿酸血症直接相关，严重者可出现关节破坏、肾功能损害，常伴发高脂血症、高血压、糖尿病、动脉硬化及冠心病等。术前尽可能维持尿酸的稳定，术后根据复查尿酸水平评估是否恢复药物治疗，避免因尿酸水平急剧变化导致痛风发作。

围手术期急性肾损伤是怎么回事？

围手术期急性肾损伤是临床常见的危重症，手术预后不良，住院时间延长，治疗费用增加，慢性肾脏病发生率增加，甚至会导致死亡。近年来，有多种药物用于预防围手术期急性肾损伤，非药物的治疗，如肾脏替代治疗、目标导向的血流动力学治疗、补液成分的调整等也日益受到关注。围手术期急性肾损伤在手术老人中的发病率和死亡率均较高。目前，该病的早期诊断还有困难，因此，需要术前控制和减少危险因素，密切监测围手术期血压、血肌酐、尿量等指标变化并及时干预治疗。

肾功能是正常的，
为什么手术前还要评估肾脏风险？

老人慢性肾脏病常有漏诊和误诊，这和老人的生理特点和现行的诊断技术有关。老人因消化功能下降、运动量减少、肝脏合成功能下降等原因，易发生蛋白质营养不良，导致全身肌肉萎缩、肌肉功能下降，因此产生的肌酐较青壮年时明显减少。由此可见，目前仅仅依靠血肌酐水平评估肾小球滤过率不能很好地反映老人实际的肾功能情况，尤其是对于营养不良的老人，即使检查出血肌酐无明显升高甚至在正常范围，也不能排除肾脏的潜在损伤及肾功能恶化的可能。因此，老人手术前进行肾脏功能的评估和风险筛查是十分必要的，除了可采用常规血肌酐、尿蛋白、尿量等指标外，有条件的检测胱抑素 C，并应用相应公式对肾功能进行评估，因为胱抑素 C 不受肌肉量、种族、年龄等因素的影响。此外，还建议老人术前进行多次血肌酐、尿蛋白等指标的检测，间隔一段时间重复测量能提高诊断的准确性。

总的来说，由于老人肾功能的生理性下降，身体代偿功能失调，由消化、吸收功能减退、运动能力下降导致的肌肉萎缩、质量减少，以及目前实验室检测仍以血肌酐测量为主的诊断方法，并不能如实反映老人的肾功能情况，尤其是考虑到围手术期肾功能异常带来的巨大风险，建议老人术前进行肾功能的检测和风险评估是很有必要的，有利于减少术后并发症和促进康复。

老年慢性肾病有什么不一样，手术对肾功能影响很大吗？

在我国，成年人慢性肾病患病率接近11%，已经成为一个重要公共健康问题，而老人慢性肾病的患病率明显要高于这个水平，这是因为年龄增长后，高血压、糖尿病、动脉粥样硬化等慢性疾病的患病率明显增加，且这些疾病均是慢性肾病的危险因素。目前国内外的资料都证实，老人慢性肾病的发病率接近30%，80岁以上的高龄老人甚至高达60%。如前所述，因为生理性功能下降，老年慢性肾病的诊断也有困难和特殊性，容易出现漏诊和误诊，同时合并心血管疾病、矿物质和骨代谢异常、贫血等老年肾病常见的并发症以及认知功能障碍、抑郁症、服用多种药物等，使得慢性肾病的老人在发生终末期肾病以前即发生死亡或心脑血管事件，给老年慢性肾病的诊治带来很大的困难。

慢性肾病的老人，术前需要全面评估肾功能情况和原有疾病，制订合理的手术方案和用药计划，术中控制血压、补液速度，术后严密监测血压、尿量、血肌酐、血糖等指标，尽量做到早诊断、早干预，促进急性肾损伤早期恢复，延缓慢性肾病的进展，降低围手术期的病死率。

患有慢性肾病贫血，术前要纠正贫血吗？

贫血是慢性肾病老人最常见的并发症之一，慢性肾病老人中合并贫血的占一半以上，贫血与肾功能的减退密切相关，行血液透析的老人贫血发病率明显高于腹膜透析和未透析的老人。我们已经知道，贫血会导致全身乏力、抵抗力下降、活动能力减弱，明显降低日常生活质量，最危险的是，术前贫血会显著增加围手术期心血管疾病、肺部并发症和急性肾损伤的发生风险甚至会导致死亡，所以肾性贫血应该引起高度重视，尤其是围手术期应该进行积极的干预和处理。但是实际上，慢性肾病老人对于贫血的认知和重视程度还是偏低的，而且往往到中重度贫血才开始治疗，治疗达标的比例也很低。

为了早期及时纠正贫血，慢性肾病老人应在患病初期开始监测贫血的指标，包括血常规（血红蛋白浓度、红细胞计数、平均红细胞体积、平均红细胞血红蛋白量、平均血红蛋白浓度、白细胞计数和分类及血小板计数）、网织红细胞计数、血清铁蛋白浓度、转铁蛋白饱和度等，如果贫血病因未明时，还应查血清叶酸、维生素 B_{12}、粪便隐血，并做骨髓穿刺等检查。如果是择期手术，若血红蛋白 <100 g/L 即应开始治疗，一般先进行药物治疗，包括铁剂、叶酸、维生素 B_{12}、促红细胞生成素等，血红蛋白的治疗目标值为 ≥115 g/L 即可，不建议血红蛋白超过 130 g/L；如果药物治疗效果达不到目标值或进行急诊手术，可考虑红细胞成分输血，但必须充分评估输血可能带来的风险，血红蛋白的目标值为 ≥100 g/L 即可。国外也有研究建议，血红蛋白在 ≥80 g/L 老人的获益最大，因此还需根据老人的基础疾病情况、手术方式、预后等进行个体化分析并决策。

患慢性肾病多年，近几年病情一直稳定，服药需要注意什么？

老人常伴有多种慢性病、共病，长期服用数种至数十种药物，尤其是降脂、降压、降糖等药物较为多见，对于这些药物的副作用，老人很难有完全了解。其实，目前上市的药物很少有对肾脏有直接的毒性作用，这要看身体的具体情况，如败血症、急性创伤、大手术、血容量不足的老人，某些药物有损害肾脏的可能。此外，我们知道药物体内清除的途径之一是通过肾脏的经尿排出体外，肾功能受损可能对药物的清除产生影响，导致药物在体内蓄积，引起肾功能进一步恶化或出现不良反应。因此，非常有必要在手术前根据老人的疾病情况及肾功能水平，对老人的服药状况进行评估，以确定是否继续服用以及服用的剂量等，而大部分药物不良事件，比如最常见的急性肾功能恶化和低血压是可预防的。

术前，如果经过相关专科医生的仔细评估必须使用某些具有潜在危害的药物，就应根据老人的肾功能水平适当调整剂量，尽可能监测血药浓度，缩短用药疗程，并与相关专科医师和药师积极沟通。术后用药也应遵循这个原则，尤其是以下几种药物：① 非甾体类抗炎药，通过抑制前列腺素介导的入球小动脉血管扩张影响肾脏自身调节，可能增加急性肾损伤的风险，因此老人术后使用非甾体类抗炎药要谨慎，原有慢性肾病的情况更应警惕。② 可降低血压或导致血容量收缩的药物，如血管紧张素转化酶抑制剂、血管紧张素受体拮抗剂和利尿剂等，可通过减少肾小球灌注而增加急性肾损伤风险。因此，在使用这些药物时，要密切监测血压，防止血压过低。③ 可能导致蓄积、增加不良反应风险的药物，如二甲双胍增加老人乳酸酸中毒的风险，磺脲类药物可能增加低血糖风险，甲氧苄啶增加高钾血症的风险。此外，血管紧张素转化酶抑制剂、血管紧张素受体拮抗剂和保钾利尿剂在肾损伤的情况下也可导致高钾血症。

因此，需要根据老人自身基础疾病的情况来权衡用药的利弊，不能简单停用或加用某种药物，应尽量寻找最优组合，既能维持原有疾病的治疗，又能减少术后急性肾损伤和其他不良反应，这需要术前、术后多次评估并与专科医师、药师协作完成。

老人长期血液透析，还能做手术吗？

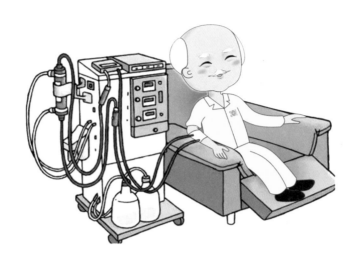

　　我们已经知道慢性肾病老人围手术期的风险会大大增加，而慢性肾病终末期尿毒症透析老人的手术相关风险显然更大，这是因为透析老人常常伴有水、电解质紊乱和酸碱平衡失衡、心功能不全、贫血、出血倾向、营养不良等多种情况。所以，在围手术期的治疗上也就存在较多困难和矛盾。

　　1.血液透析时，一般会给予抗凝剂以防止血液凝固，因而使老人出血倾向增加甚至发生大出血，而外科手术需要避免老人有出血倾向，因此需要医生根据老人的凝血功能、手术方式、手术部位及其他内科情况来权衡利弊，制订合理的抗凝方案，解决是否需要加用抗凝剂、加用何种抗凝剂、何种手术何时加用抗凝剂、如何加用抗凝剂等问题。目前已有相关的指南作为指导，需要有经验的肾内科医生和围手术期管理医生来共同协作完成。

　　2.透析治疗的老人需要限制每日摄入液体容量，而这些老人由于创伤、出血，血液再分布，需要更多地输入液体补充容量。因此，老人一般术前1天适度增加透析脱水、降血钾，以利于术中、术后的液体管理，术后再根据手术出血情况、血容量是否正常、血钾等决定是否进行床旁持续血液滤过。

3. 因为术前贫血和术中、术后失血，建议术后可多次、少量、缓慢给予红细胞成分输血，使血红蛋白 $>90\,g/L$，以纠正老人的贫血状态，增加血液携氧能力，减少心肺并发症，促进老人术后康复。

总之，尽管慢性肾病终末期透析老人围手术期风险很大，治疗上矛盾多、难度大，但是可以通过外科、肾内科、心内科、围手术期管理医生多学科协作，根据老人具体情况制订合理的手术及围手术期透析方案，维持水、电解质及酸碱的平衡，积极纠正贫血，调整和改善凝血功能等，可有效减少透析老人的围手术期并发症，降低死亡率。因此，尿毒症血液透析老人并非不能做手术，但需要积极做好术前准备。

老人发生了围手术期急性肾损伤怎么办？

静脉输液是预防血容量不足和改善肾脏灌注的主要治疗方法，可以预防和减轻由此导致的围手术期肾功能损伤。传统术后补液方案的特征是大量静脉补液，随着加速康复外科理念逐渐为人们所熟悉，又提出了更严格的液体给药模式，即目标导向的血流动力学治疗，结果是术后并发症（即肺、急性肾损伤、败血症和伤口愈合）更少、恢复时间和住院时间更短。如果发生了肾功能损伤，医生会在术前充分地检查，评估心、肾功能及血压情况，围手术期采用个体化的方案来进行补液，但输液速度不宜过快，因此围手术期应密切关注每日的出入量、血压、血肌酐、电解质、尿量以及口渴程度、皮肤弹性等多个指标并进行综合评判，根据老人身体状况随时调整补液方案。

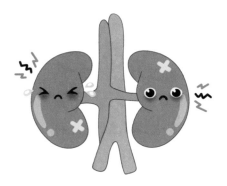

2.5 围手术期营养支持

术前营养不良是如何判断的，会影响手术吗？

老人的营养不良可以从四方面简单地进行判断：① 老人病得重不重，如果是进了重症监护室或者是颅脑损伤，说明病情很重；②3 个月内体重下降有没有超过 5%，比如原来体重 120 斤（60 kg），3 个月就瘦了 6 斤（3 kg）以上，就说明体重下降超过了 5%；③ 前 1 周饮食情况，饭量有没有减少，如果饭量减少超过 1/4 以上，比如原来一顿能吃 2 两（100 g）米饭，现在只能吃下不到一两半（75 g）饭，则饭量减少就超过 1/4；④ 最后可以用个简单的公式计算一下体重指数（英文简称 BMI）有没有低于 20.5。BMI = 体重 ÷ 身高^2，其中体重的单位是千克，身高的单位是米。比如一个身高 1.7 米的人，体重低于 59 千克，他的 BMI 就低于 20.5。以上四条中只要满足一条就可能存在营养不良。

而如果 1 个月内体重下降超过 5%；或者前一周饮食量下降超过 3/4；或者 BMI 低于 18.5。而对于 70 岁以上的老人，如果 2 个月内体重下降超过 5%；或者前一周饮食量下降超过 1/2；或者 BMI 低于 20.5 则认为有很严重的营养不良，是会影响到手术后康复的，因而术前应予以纠正。

准备手术的老人出现营养不良时，身体存在哪些表现呢？

营养不良老人的主要表现有以下几种：

1.最常见的表现是食欲不好，以前爱吃的东西也不想吃；精神差，每天无精打采；同时越来越瘦，体重下降。

2.皮肤越来越干燥，看上去没有光泽。

3.口腔经常会出现溃疡或者其他口腔疾病。

4.眼睛看不清东西，视力下降。

5.进食时胃部不舒服。

6.肌肉越来越松弛。

7.最后行走都感觉困难。

老人如果有以上表现，需要及时就医，以判断有无营养不良，特别是术前，需要积极予以纠正，以免因为营养不良延误手术时机。

准备手术的老人存在营养不良时应该如何纠正呢？

首先，要保证少量多餐，食物多样。老人食欲下降、消化吸收功能减退，每次进食量下降，所以每日 3 次正餐、2~3 次加餐，将全天所需的食物按比例分配至各餐是比较合理的进餐方式。同时每天要进食包括谷薯类、肉鱼禽蛋类、奶类及豆类、水果类、蔬菜类等各类食物，最好做到每天摄入 12 种以上、每周摄入 25 种以上食物，并注意颜色、味道的搭配。

其次，食物要尽量做到细软易消化。老人吞咽、咀嚼功能变差，宜进食细软易消化的食物，比如选择嫩、软的蔬菜水果，再比如把菜切成小块、把肉搅碎成泥糊、把粗粮 / 坚果研磨成粉末或碎屑，选择蒸、煮、炖、焖、烧、汆等烹调方法或延长食物烹煮时间等，总之足量且安全的进食是老人营养补充的关键。

另外，在强调进食足量食物的同时，特别强调蛋白质的补充。老人到底吃多少才算足量呢？以 65 岁老人为例，每日推荐食物摄入量为：谷薯类 250~400 g、牛奶 300 g、畜禽肉 50 g、鱼虾肉 80 g、蛋 50 g、豆腐 100 g、蔬菜 300~500 g（其中深色蔬菜占1/2）、水果 200 g、烹调油 20~30 g、盐不超过 6 g、糖不超过 25 g（50 g ＝ 1 两）。有人提出老人每天进食"十个拳头"原则，也就是一个拳头大小的肉类，包括鱼、禽、蛋、肉；两个拳头大小的谷类，包括粗粮、杂豆和薯类；两个拳头大小的豆制品和奶制品；五个拳头大小的蔬菜和水果。

对于准备手术的老人来说，术前蛋白质的补充至关重要。以一个体重为 70 千克的老人为例，每天最少进食 84~105 g（2 两）蛋白质，即使是吃素的老人，也要通过进食豆腐、牛奶等补充蛋白质。我们食用的蛋、鱼、肉等重量并不等于进食蛋白质的重量，其中 1 颗鸡蛋能提供 6 g 的蛋白质、100 g 牛肉能提供 20 g 蛋白质、100 g 鱼肉能提供 12~30 g 蛋白质、每 100 mL 牛奶含 3 g 蛋白质、100 g 豆腐含 15.7 g 的蛋白质。以进食牛肉为例，需要进食 500 g（1 斤）的牛肉才相当于进食了 100 g（2 两）的蛋白质。

术前营养不良的老人，通过普通饮食不能纠正，还有什么办法吗？

有些老人在手术前由于食欲不好、消化吸收功能减退，尽管很努力地进食但并不能达到每天所需的热量和蛋白质需要量，这时可在医生的指导下口服营养制剂。口服营养制剂的种类很多，有糖尿病老人专用的、有以补充蛋白质为主的、有热量比较高的、有含有膳食纤维利于通便的，等等。由医生根据老人的需要选择合适的剂型，老人在服用时则需要注意：① 开始喝要缓慢，从小量开始，逐渐增加；并且可以适当加热，用热水隔杯温热即可。② 可以采用 3＋3 的模式，除了早中晚饭，在上午九点、下午三点、晚上八点各补充一次营养制剂，每次 100~200 mL。③ 如果出现腹泻，可以考虑更换剂型或者减少服用量。

老人全麻术后 6 小时内为什么不能喝水和进食？

老人全身麻醉后需要去掉枕头平躺 6 个小时，在这个过程中是不能进食和喝水的，这是因为全麻后麻醉药物的代谢需要一个过程，在麻醉药物尚未完全代谢掉之前，胃肠道也暂时处于麻痹状态，胃内阻止食物反流到气管的"关卡"也处于麻痹状态。同时胃肠道的蠕动功能未恢复，过早进食后，一方面食物不能通过消化进入肠道，滞留在胃内，引起腹胀、腹痛；另一方面胃内食物过多，而防止反流的"关卡"恰好无人把守，食物就可能反流引起呕吐，严重的还会误吸到肺里，引起吸入性肺炎。所以，有些家属怕老人饿着渴着，全麻术后 6 小时内就给老人喝水进食这是不可取的。

老人腹部大手术后为什么需要等排气了才能吃饭？

老人做腹部大手术通常需要全麻，全麻时老人处于深度镇静的状态，麻醉师会结合手术方式掌控镇静的深度和时间，通常手术结束老人就会醒来，俗话说的"睡一觉，睡醒了手术就结束啦"，就是这个意思。但是麻醉在最大程度减轻老人痛苦的同时，也阻滞了神经的传导，胃肠道会被麻痹，麻醉时老人的肠道蠕动功能会变得缓慢或者是暂时停止。麻醉结束后，胃肠麻痹感不会立即消失，胃肠功能也不会马上恢复，若是这个时候贸然进食，胃肠无法蠕动和消化，不但加重了肠道的负担，还可能引发诸如腹胀、肠道梗阻等并发症。而术后排气了，排气就是俗话说的放屁，就证明肠道蠕动了，胃肠的功能逐渐恢复了，这个时候开始进食，胃肠就能消化了。当然，老人胃肠道手术后的进食有一个循序渐进的过程，必须遵照医嘱，不可操之过急。

老人手术后如何加快排气？

老人手术后排气（放屁）的时间不尽相同，有的1~2天就排气了，有的3~5天可能也不排气。那么如何加快术后排气（促屁）呢？首先，争取术后尽早离床活动，老人如果体力差，也可以先摇床坐起，脚放床下坐床边，然后练习短暂站立后，再逐渐离床活动。其次，如果不是结直肠手术后，可以酌情用开塞露等药物适当刺激肠道，加速排气。再次，在避开伤口的同时，双手合十搓热后放在腹部，从右下腹开始顺时针环形按摩腹部，也可以起到促进肠道蠕动、加速排气的作用。最后，也可以选择用稍热的水泡脚或者直接用热毛巾热敷足底的方法加速排气。

胃肠道手术后的老人应该如何进行饮食过渡？

胃肠道手术后的老人，在出现连续排气（放屁）后，医生会拔除胃管，如果是在上午拔除胃管，下午则可以开始喝水；如下午或晚间拔除胃管，则应待到第二天开始喝水。若喝水没有明显不适，就可按照清流食、流食、半流食、软食、普食的顺序逐步恢复饮食。喝水时，以温开水为好，少量多次，开始时每天不超过

200 mL。清流食是指大米汤，也就是不含米粒的米汤，进食清流食要注意少量多次，从每天 200~300 mL 开始逐渐加量。而流食是指带米粒的稀饭、藕粉、芝麻糊、蛋羹、蔬菜汤、鱼汤、鸡汤、排骨汤等，进食流食时仍然需要遵照少量多次的原则，从每天 5~6 次，每次 100 mL 开始，逐渐加量；如进食后不呕吐、腹部不胀，排便通畅，则 2~3 天后就可以进食半流食啦。半流食是指烂面条、馄饨、蔬菜泥、肉泥（鱼肉、鸡肉、猪肉）、果泥、麦片粥、豆腐脑等，需要注意的是开始进食时要多咀嚼；每餐只吃 6~7 分饱；并且继续少吃多餐，除每日三餐外，每餐间再加餐一次。待进软食时，就可以进食豆腐、煮鸡蛋等，以及蒸、炖、熬的蔬菜和肉类等。但要忌食生、冷、硬、辣，过热的食物；少食粗粮，少食煎、炒、烹、炸的食品。手术后大约 1 个月就可以逐步过渡到正常的普食啦。

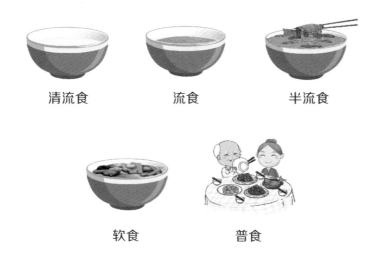

清流食　　　　流食　　　　半流食

软食　　　　普食

对于术后不能经口进食的老人，如何利用肠内营养呢？

上题中提到的饮食过渡方式比较适合那些顺利拔除胃管、可以经口进食的老人。但是对于以下这些人群，就需要肠内营养：① 不能经口进食，比如口腔癌手术后的老人；② 胃排空差甚至胃瘫，经口进食后无法消化排空；③ 经口进食后出现呛咳（呛咳又分两种情况：第一种是随着年龄的增长，老人咽反射减弱，当食物经过一个叫"声门"的关卡时，声门不能及时关闭，食物残渣闯关成功，进入到气管引起呛咳；第二种是颅脑等手术后出现呛咳）。

如何给术后的老人进行肠内营养呢？首先，要找运送营养的管道，可以通过鼻胃管、鼻肠管，顾名思义就是经鼻腔放到胃里或者是十二指肠和空肠的导管。其次，还可以通过手术造口的方式，在胃或者空肠上凿个洞，放置导管进去。最后，运送营养的管道有了，喂什么好呢？最好是营养制剂，也可以是糊状的匀浆膳（混合奶）。

采用管饲的老人需要特别注意以下问题：① 开始管饲时要速度慢、量少、最好匀速，可以利用鼻饲泵，每小时给 20 mL，持续 12~24 小时慢慢泵入。② 如出现腹胀、恶心、腹泻等表现，要及时减慢泵入速度或暂停泵入。③ 可以把营养制剂适当加温至 37℃ 左右，过凉的营养液可能引起老人腹泻。④ 对于长期卧床的老人，要适当把床头抬高（0°~30°），以减少老人反流误吸的风险。⑤ 为防止堵管，可以每隔 4 小时用 30 mL 温水冲洗导管；在输入营养液的前后、输入药物的前后也应用温水冲洗导管。

术后肠内营养不能满足身体需求的老人，怎么办？

对于胃肠道手术短期不能进行肠内营养或者术前有严重营养不良的老人，手术中常会"扎大静脉"，术后给予"大袋子"治疗。其实这就是针对术后肠内营养不能满足营养需求的老人所采取的肠外营养方式。术中医生会在老人颈部置入一根导管到上腔静脉，这个过程就是俗话所说的"扎大静脉"，因为导管置入到了较深处的静脉，术后再输入一些高渗的液体和钾，老人就不会感觉疼痛啦。"大袋子"则是指一种包含了葡萄糖、脂肪乳剂、氨基酸、电解质、维生素及微量元素的全营养液，在无菌的条件下提前把各种成分混合好放入到密闭的袋子中，制成"大袋子"，通过"大静脉"输入到人体中。医生还会根据老人的身体状况，每日对大袋子的配方进行调整，以满足老人术后身体所需的各种营养物质。

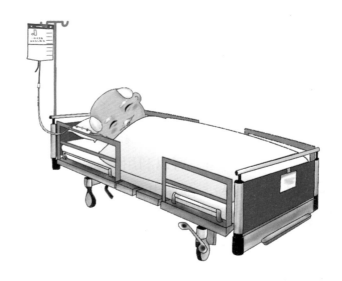

手术伤了元气，要补一补。
老人术后早期进补到底好不好？

对于刚做完大手术的老人，术后早期进补特别是大补是不可取的。这是因为老人术后卧床休息的时间较多、胃肠蠕动功能较慢、消化吸收功能下降，过度进补，老人不仅不能吸收，反而可能适得其反，引起呕吐、腹胀、腹痛甚至胃瘫等并发症。另外，大量进食营养汤尤其不可取，营养汤的营养成分主要集中在肉里，而不在汤里，不仅如此，随着肉类熬制时间的延长，汤中的嘌呤含量会大幅度上升，而老人长期食用高嘌呤食物，会引起血尿酸升高，严重的还会影响肾功能。所以，老人术后饮食要遵循全面均衡的原则，全面是指要含有蛋白质、不饱和脂肪酸（脂肪）、碳水化合物（淀粉）、维生素和矿物质等五大类营养素。均衡所指的是营养物质成分配比要科学，特别强调蛋白质的补充。而对于那些通过进食无法满足术后热量和蛋白质需求的老人，特别是术前存在营养不良的老人，口服营养制剂不失为理想的营养补充方式。

常听人说手术后不能吃发物，老人手术后能不能吃发物？

首先了解一下发物是什么。发物是中医的概念，很多老人认为发物就是指固定的几种食物，比如海鲜、辣椒什么的，其实不然，发物严格意义上是指所有对病情恢复会产生负面影响的食物。第一类发物：低等动物类，包括大多数的海鲜，比如虾蟹、鱿鱼等，这类食物的特征就是蛋白质含量很高，但是蛋白质结构非常松散，会存在非常多没有分解的大分子蛋白，这类大分子蛋白进入人体后，需要调动身体免疫系统进行处理，而老人术后免疫系统薄弱，进食这类食物势必加重免疫系统负担，进而影响身体的康复。第二类发物：寒凉食物类，中医认为苦瓜、蘑菇、西瓜、杏、大多数海鲜等都是寒凉性食物，进入人体后需要消耗身体的阳气去运化它。老人术后大病初愈，身体内阳气的储存量不足，如果进食比较大量的寒凉食物，可导致阳气进一步损耗，对于身体的康复不利。第三类发物：过辣的食物，中医认为食辣过多是一种严重的耗气行为，会加重术后老人的阳气损耗，继而影响身体的康复。所以，术后少吃或不吃发物，也就是少吃对康复可能产生负面影响的食物，对于老人的康复肯定是有益的。

消化道手术后的老人，
围手术期的营养支持需要持续多长时间呢？

对于那些消化道术后特别是消化道恶性肿瘤术后的老人，术前可能存在营养不良、术后早期进食状况较差甚至需要进行放化疗，所以术后出现营养不良的概率很高，因而术后的营养支持绝不是随着出院就停止了。相反，要特别注意老人出院后的营养状况。首先，老人出院后每周要自测体重并列表记录，同时继续口服营养制剂补充营养，至少持续 4~8 周，甚至可以延长到术后 3 个月。而对于术前出现过严重的营养不良、术后在重症监护室住了很长时间或者术后还需要进行辅助放化疗的老人，补充口服营养制剂可能需要 3~6 个月甚至更长时间。总之，老人出院后家庭的营养支持需要引起老人、家庭、社会的更多关注。

3.

老人颅脑手术围手术期常见问题

脑卒中、脑出血、脑梗死是一回事吗？

脑卒中、脑出血、脑梗死不是一回事。脑卒中包括了脑出血和脑梗死。脑出血又叫出血性脑卒中，是大脑内部或者大脑周围的血管破裂出血导致的；脑梗死又叫缺血性脑卒中，是由于各种原因（主要是血栓）堵塞了大脑的血管，脑组织缺血缺氧导致的。

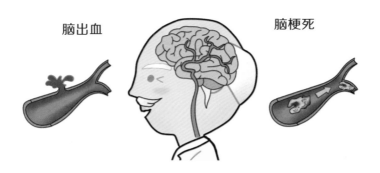

脑出血　　　　　　　　　　　　　　脑梗死

1. 发病率及死亡率不同

脑梗死的发病率高于脑出血，占脑卒中总数的 60%～70%。发病年龄多在 40 岁以上，男性比女性多，严重者可引起死亡。而脑出血的死亡率更高。

2. 治疗方式不同

脑梗死主要使用药物溶栓治疗，改善脑血管循环；脑出血如果出血量少则监护生命体征保守治疗，出血量大则需要手术治疗如开颅血肿清除术等。脑卒中一直缺乏特别有效的治疗手段，目前认为预防是最好的措施，其中控制好高血压尤其重要。因此，规范的降压治疗对预防脑卒中发病和复发尤为重要。应加强对全民普及脑卒中危险因素及预防知识的教育，才能真正防治脑卒中。

脑卒中的后果严重吗？

脑卒中在中医又称为"中风"，在西医称为"脑血管意外"，是一种很严重的疾病，是我国第一位死亡原因，也是我国成年人残疾的首要原因，致残率高达60%~70%，这其中又有一半的人生活不能自理。脑卒中如果影响的大脑区域小，治疗、康复及时，通常恢复较好，不留后遗症；反之，可能遗留各种的脑功能损害后遗症，如半身不遂、痴呆、生活不能自理等，同时由于脑卒中的老人需要陪护，家庭收入减少，给家庭带来沉重的人力、财力的负担。

老人感觉自己要晕倒时怎么办？

有的人在晕倒前会有"预警"的信号，比如突然出现的"头晕眼花""眼冒金星""眼前发黑"，浑身无力、面色苍白、出虚汗等，这种预警信号叫作晕厥（晕倒）先兆，但也可能没有任何先兆即出现晕倒。

如果出现上述晕倒的预警症状，感觉自己要晕倒，应当大声呼救，让周围的人发现自己的异常情况，以便得到及时的帮助；同时自己需要立即蹲下、坐下或躺下，在身体即将失去平衡前降低自己的重心，避免晕厥时摔倒造成二次伤害。

老人突然晕倒了，家人首先需要做什么？

第一，不要惊慌，需要冷静下来，立即拨打120或者寻求附近的医务人员帮助。

第二，如果老人诉说自己感觉要晕倒，家人应第一时间将老人拉近自己，让自己站稳，让老人贴着自己身体慢慢滑下，而不应该向着老人方向冲去试图将老人拉起来，避免老人及我们一同摔倒。

第三，如果老人已经晕倒在地，应该让老人就地平躺，不要贸然将老人抱起转移到床上，不要在头下垫枕头或衣物等，因为这样更有利于保持呼吸通畅。应将老人头部侧向一边，将老人口内容物抠出（如果有），以防堵塞气道。

第四，尝试掐人中、合谷（拇指与食指中间部位），利用疼痛刺激老人反应；如无反应，判断老人是否有心跳、呼吸，用手搭在老人胸口或颈动脉处感觉是否有心跳、脉搏，用脸颊或头发、毛絮等贴近老人鼻部观察有无呼吸，一旦发现老人呼吸、心跳停止，应立即进行心肺复苏。

第五，如老人呼吸、心跳存在，应该松解老人的衣领，打开窗户，保证呼吸通畅。在老人意识初步恢复前，不要盲目喂药、喂水。如果老人晕倒后出现呕吐或大小便失禁情况，高度怀疑脑内出现了严重的疾病。

第六，如果老人恢复意识后仍有持续性头痛、大汗、心慌或持续不断的恶心、呕吐等，应该尽快呼叫救护车将老人送至医院做进一步治疗。即使症状已经完全消失，也应该送老人到医院检查晕厥的原因。

手术麻醉会导致老年痴呆，
或使原来的痴呆更严重吗？

目前有种误区认为麻醉药物对大脑有损伤，会加重老年痴呆。其实，手术麻醉不会增加患老年痴呆的风险，一般也不会使原有的老年痴呆更严重。

如果手术麻醉是通过局麻来实施，局麻药物只对局部区域的神经起作用，一般不会入血，更不会影响大脑和智商。

而老人如果要做大手术需要全身麻醉的话，全麻的药物确实会对神经系统有一定影响，但是绝大部分全麻药物的影响都是短暂且可逆的。药物会在数小时内经过肝脏、肾脏或呼吸道排出体外，药物代谢完毕后，对神经系统的影响就结束了，因此全身麻醉一般也不会加重老年痴呆。

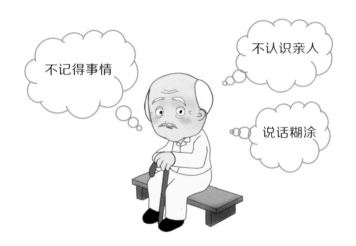

在少数情况下，确实有部分老人手术后出现不认识亲人，说话糊涂，不记得事情等现象，这与老人年龄、原有疾病、麻醉时间、手术并发症、术后感染、营养不良、疼痛刺激等因素有关，原因十分复杂，不一定和麻醉药物有关。经过积极的治疗，大多都能顺利恢复，不会遗留长期的痴呆症状。

昏迷的老人怎么吃饭？

昏迷的老人除了静脉输入营养液外，如果胃肠功能正常，更好的方式是通过胃管进食。

处于昏迷状态的老人如果允许鼻饲饮食，医护人员会通过鼻腔插入胃管并将其直接放入胃中。通过胃管，可以注射营养液、粥或汤等，也可以将一些易于消化的食物如鸡蛋、肉末、蔬菜、南瓜等放入搅拌机、破壁机中搅拌制成糊状物，注意不能太过黏稠。然后将做好的糊状物用特制的注射器通过胃管注射到胃肠道，确保饮食增加营养。准备的食物尽量多样化，保证营养摄取全面。

给昏迷的老人喂食时，尽量把老人扶起来，让老人半躺或坐下，喂食后 30 分钟再躺下，防止意外吸入导致的肺炎。

颅脑手术一定要剃光头发吗？

提起颅脑的手术，很多人都会想起病房里不论男女，都是光头的样子。随着高分辨率 CT、MRI 等诊断工具的不断进步，颅内病变定位诊断越来越精准，脑外科手术切口的设计也日趋精准，可以实现既保证手术的需要，又能保留老人大部分头发，不影响术后外观。而且研究表明，同传统的剃光头发后的手术相比，只剃除手术切口周围的部分头发，不仅没有增加围手术期的感染率，而且能更快更好地让老人恢复正常生活。

什么情况下必须做开颅手术

大脑是人体的总控制台，掌握着我们语言、学习、运动等一切的生命活动。颅骨就是这个总控制台外的坚固壁垒，对大脑有防御、保护及支持的作用。

颅骨和大脑之间空余的空间很小，当出现占位性病变（肿瘤或者出血）、脑组织水肿等情况时，颅骨内剩余的空间就不够用了，脑组织受到压迫，导致了各种神经系统症状如昏迷、偏瘫、失语等，如果压迫到了脑干的生命中枢，还会引起呼吸、循环的改变，危及生命。

开颅手术目的在于去除占位性病变，减轻对脑组织的压迫，解除颅内高压及脑疝，挽救老人生命，尽可能降低由占位性病变压迫导致的继发性脑损伤。

开颅手术的风险有多大？

开颅手术的风险主要来自老人、麻醉、手术本身三方面。需要接受开颅手术的老人本身的状态就很严重，病情的凶险程度，老人的年龄，既往的基础疾病（合并高血压、糖尿病、冠心病、肺气肿等），术前有没有空腹、发病后有没有呕吐……都直接影响手术、麻醉的难度和最终的治疗效果。

开颅手术是外科手术里比较复杂且风险比较大的手术，主要的风险包括以下几个方面：

1. 出血

开颅手术的出血风险较一般手术更高，因为大脑的供血非常丰富，全身的 1/5 血液用来供应脑部，在进行脑部手术的时候，会面临较大出血的风险。

2. 颅内感染的风险

来自头皮、头发上的细菌通过手术切口、留置的引流管等途径进入脑内，不断繁殖，形成了感染灶。

3. 神经功能的损伤

大脑是个精密的组织，各种脑功能区紧紧相邻，手术本身也是一种创伤，术后老人出现昏迷、偏瘫、失语、听力下降，甚至完全听不见、行走障碍等一系列的问题，可能跟术中的脑组织损伤有关系。

4. 术后术区的血肿

在开颅手术后的2~3天复查头颅CT,可能会发现做手术的那一片区域再次出现血肿,老人表现为精神状态差、昏迷,甚至出现癫痫发作等一系列的问题,有时可能需要再次手术。

5. 脑水肿

术中脑组织受到牵拉,术后可能面临脑水肿的问题,严重的脑水肿可能需要再次手术。

以上是开颅手术的主要风险,但随着现代神经外科以及麻醉技术的不断发展,开颅手术的风险正在逐渐缩小,大部分的老人都能安全地度过围手术期,只有5%的老人术后出现各种并发症,在医护的精心治疗下也可以康复。

脑出血是不是越早手术越好?

首先必须承认,脑出血的治疗确实需要强调"早"。越早干预治疗,老人获益越多,但是这里的"治疗"并不单指外科手术治疗。外科手术本身对身体也是一种创伤,手术治疗带来的益处明显超过其风险时才考虑手术。脑出血时在严密监护的条件下,保守治疗原发病,降低血压、降低颅内压等也是一种行之有效的方案。因为手术本身也是一种创伤,大脑又是极其精密的器官,如果手术面临的风险及可能导致的不良后果明显超过手术带来的益处时,就不建议手术治疗。

如果老人的情况需要手术治疗,是不是越早进行越好呢?目前看来不是这样。因为脑出血在一段时间内是不稳定的,一般认为,脑出血超急性期为发病6小时以内,72小时以内为急性期。目前,清除血肿术最好在超急性期与急性期之间进行,也就是发病 6 小时以后，72 小时内。或者更保守些是发病 12~24 小时。超急性期内（<6 小时）因为出血不稳定，若此时手术术区渗血可能较多，甚至止血困难，术后再出血的概率也较高。对于脑出血超过 72 小时的老人，如果存在颅内压力增高的情况，实施微创手术治疗也可获益。

开颅手术后过哪三关？每关的危险性有多大？

开颅手术后的三关，分别指的是术后出血关、术后脑水肿关及术后颅内感染关，对应着颅脑手术术后早期、中期以及后期三个比较常见的并发症。闯过这三关，老人基本就脱离生命危险了。

术后颅内出血，一般在术后的 24 小时内发生，很多颅脑手术的老人在手术结束后容易出现突发性的出血，一旦出现脑血肿，如果出血量较大压迫脑组织导致颅内压升高甚至脑疝，就需要再次进行开颅手术。

术后脑组织水肿，一般发生在术后第 3 天到第 10 天，开颅手术的老人在手术结束后一定会出现不同程度的脑水肿，一般脑水肿 3 天左右会达到高峰，7 天左右才会逐渐消退，在脑水肿期间要注意护理，避免出现颅脑的二次损伤。

术后颅内感染一般在术后 3~7 天发生，老人会出现恶心呕吐、头晕头疼、发热乏力，甚至意识丧失等症状。医生会采取相关的措施如严格的伤口清创，加强老人的促醒治疗，尽量减少引流管的放置或缩短置管时间，以降低颅内感染率的发生。经过合理的治疗，大部分的颅内感染并发症都是可以解决的。

颅脑手术常见的后遗症有哪些？

成功的手术不会给老人带来负面影响，颅脑手术也是一样，老人术后的脑功能状态不会比术前水平更差，由于手术操作带来的神经功能障碍多是暂时的，术后很快可以恢复。长期遗留的后遗症，主要受到颅内原发疾病严重程度及范围，影响的功能区域、手术切除范围等因素影响。

术后长期的后遗症的种类很多，主要分为以下几个方面：

1. 头晕、头痛

往往与原来的病情有关。多见于一些有外伤和脑血管疾病的老人，一般患肿瘤的老人往往较为少见，做完手术之后，切除肿瘤可以有效缓解疼痛的发生。

2. 神经功能障碍

与老人原发疾病影响的脑功能区域和神经有直接关系，大致分为：感觉、运动、认知功能、意识水平障碍。

（1）感觉功能障碍

如术后神经支配区域的麻木，失去嗅觉、味觉。

（2）运动功能障碍

如偏瘫，步履蹒跚，肢体运动不协调等。

（3）认知功能障碍

如痴呆、记忆力下降、失语、失认（脑损害时老人并无视觉、听觉、触觉、智能及意识障碍的情况下，不能通过某一种感觉辨认以往熟悉的物体，但能通过其他感觉通道进行认知。例如，老人看到苹果而不知为何物，通过触摸苹果的外形或品尝苹果的味道，便可知其为苹果）。

（4）意识水平障碍

如长时间昏迷、植物人状态等，主要表现为无意识活动，认知功能丧失，具有较高的致残率、病死率。

3. 癫痫

民间俗称为"羊角风"，因为脑部手术切除其他的病损组织，有可能会在大脑内形成异常放电，从而导致癫痫。根据手术的部位不同，发生癫痫的可能性也各有差异，大多数的继发性癫痫老人经过抗癫痫药物的治疗，都能够得到控制。

4. 心理疾病

部分老人颅脑手术后出现焦虑、抑郁等心理疾病，甚至发生性格和人格改变，出现焦虑不安、悔恨和急躁情绪，对治疗失去信心，对生活失去乐趣。这部分老人有较高的自残率和自杀率，需要陪护人员多注意观察老人的心理、情绪变化，积极疏导、启发、鼓励，使老人感觉自己被爱、被关心、被尊重，才能发挥老人康复的主观能动性，增强他们康复的信心。

脑出血术后多久可以拔除脑室引流管？

在神经外科的病房里，我们会时不时看到有些老人的头顶上连接着一根软管，软管被高高地挂在床头，管里引流出血色或透明的液体。这种装置叫作脑室外引流装置，也叫作脑室引流管。这样的装置可以将脑室中的积血或脑脊液引流出来，降低颅内压，从而避免颅内压过高导致脑疝发生，对改善开颅手术后及脑出血老人的最终治疗效果，挽救老人的生命起到非常重要的作用。

因为脑室引流管与外界相通，大脑就有了感染的风险，一旦有细菌沿着引流管逆行到脑内导致感染，将大大延长老人住院的时间，增加花费，甚至导致残疾、死亡等严重后果。脑室引流管不能留置太久，如果老人神志清楚，一般开颅术后 3~4 天，脑水肿消退，颅内压稳定后，尽早拔管。

拔除脑室引流管后，仍需要密切观察老人的病情变化，如果出现头痛、呕吐等颅内压增高的症状，或者监护仪报警，应立即通知医生。

颅脑手术后要如何观察病情？

开颅手术后要达到最好的治疗效果，需要医护、老人及家属的共同努力才能实现。部分颅脑手术后的老人由于意识障碍或者偏瘫失语等原因不能表达自己的不适，需要家属配合医护观察老人的状态，做好以下几个方面，发现异常的情况，及时报告医护人员，尽早处理，帮助老人安全度过颅脑手术围手术期。

观察监护仪上显示的血压、心率、血氧饱和度

对佩戴心电监护仪器的老人，注意监护仪上反映老人的血压、心率、血氧饱和度等指标，如果出现报警，及时通知医生；如果术后没有使用监护仪，应注意观察老人呼吸状态，正常应该是平稳缓慢的呼吸节奏，如果出现了呼吸急促、呼吸暂停的情况，需要呼叫医护人员前来进一步检查。

观察老人的意识状态

如果老人术后总说自己感觉很困，总想睡觉，甚至一边说话一边就能睡着，被叫醒后很快再次入睡，这就是嗜睡状态，属于轻度的意识障碍。对于颅脑手术的老人，意识状态的改变尤其需要警惕。

观察老人体温

术后需要观察老人的体温，体温过高且持续不退，可能是感染导致，也可能是颅脑病变影响到脑内的体温调节中枢，持续发

热对术后康复不利，若出现持续高烧应及时给予降温治疗，同时警惕颅内感染的可能。

观察脑室引流管及引流瓶的位置

部分术后留置脑室引流的老人，要注意引流管及引流瓶是否妥善固定，保证引流管无受压、折叠或扭曲，保持引流通畅，避免污染。在老人翻身时要避免牵拉引流管。切忌自行调整引流管，那样会影响术后引流效果，老人可能会出现头疼等症状。

观察术后引流液变化

如果外观清亮的引流液转为血色或者引流液颜色加深，则提示有活动性出血，应立即通知医生，配合医生进行对症处理。若脑脊液出现混浊、内部伴有磨玻璃状或絮状物，则提示老人有发生颅内感染的可能。

脑出血术后还会不会再犯？

自发性脑出血的危险因素有很多，主要的危险因素有高血压、脑内某些血管异常以及长期口服抗凝药物。此外，还有吸烟、酗酒等。

1. 积极治疗高血压

未治疗的高血压是脑出血的常见原因，也是发生脑出血的最重要危险因素。高血压会使脑出血风险升高 2 倍以上。治疗包括调整生活方式和饮食改变和规律地服用降压药物，确保降压治疗的效果。清淡、低盐、少油的饮食也有助于血压的控制。

2. 调整心态，避免情绪波动

保持心态平和、轻松愉快，避免剧烈的情绪波动。生气的时候血压更容易飙升，有可能会出现血管压力增大、破裂出血的情况。因此在稳定血压，防止脑出血的过程中应该注意控制自己的情绪，避免激动，保持良好的心态。没有激动、动怒的情况刺激，血压也会趋于稳定，这是预防脑出血比较有效的方法。

3. 戒烟、戒酒

严格戒烟，尽量戒酒。吸烟对于脑出血老人的影响是非常大的，会增加再次出血的风险。香烟中的有害物质对血管有直接的损伤，可导致动脉粥样硬化，也可导致血管狭窄影响血压。血管的弹性降低，血压也会反复波动，就很容易导致再次出血，所以建议尽早戒烟。

4. 规律作息

长期睡眠不足会增加血管的负担，不利于代谢物质排泄，影响正常的血液循环，从而导致血管容易破裂出血。因此，应该养成良好的生活习惯。规律的作息习惯，还能够提高抵抗力，积极对抗衰老。

如果脑出血的原因是某些血管结构异常，可去经验丰富的医院就诊，寻求实施手术以修复该血管并防止再次出血。

颅脑手术后多长时间开始康复锻炼？

科学家曾经一度认为，因为神经元细胞无法再生，当大脑的一部分受损时，就没有办法恢复失去的功能。而事实证明并非如此，即使大脑功能区的一部分在脑卒中时被损坏，人们仍然也可以通过学习、锻炼重新适应或恢复部分功能。例如：中风后不能说话的老人通常可以重新学习说话，或者至少在某种程度上实现与人沟通；不会走路的老人有时也可以重新学习走路，或在拐杖或助行器的帮助下行走。

为了帮助老人实现这一目标，最重要的事情是坚持康复锻炼，努力完成医生推荐的康复锻炼和治疗。另外，要有耐心，行动和语言的恢复需要时间，但努力和耐心最终会收到回报。

颅脑手术后的康复锻炼应尽快开始。一般来说，最早 48 小时后即可在医生指导下进行早期康复治疗。脑出血老人在发病后的 6 个月内，尤其是前 3 个月内，是功能恢复的最佳时期，切不可忽视。此期如果运用合理的方法尽早进行康复治疗，可以最大程度地减少功能障碍对正常生活的影响。

轻微功能受损者可通过定期门诊随访在家中康复锻炼；而功能受损较严重者，可在专业的康复机构或者康复医院住院治疗效果更好。随着现代信息技术的发展，5G 视频也可让康复专业的医生远程帮助就医条件有限的脑卒中老人，指导他们进行康复锻炼，为他们制订计划并检验上一阶段的康复目标是否完成，也可以通过远程监测老人的心率、氧饱和度等，了解到老人对康复锻炼的耐受程度，保证康复过程的安全。

4.

老人面部、颈部手术围手术期常见问题

什么是气管切开术?

气管切开术是指切开颈段气管,放入金属气管套管和硅胶套管,它是解除喉源性呼吸困难、呼吸功能失常或下呼吸道分泌物潴留所致呼吸困难的常见手术。

为什么有的老人手术中需要气管切开?

手术过程中必须保持呼吸道通畅,有呼吸困难的老人,需要先行气管切开术,要随时吸除分泌物、血液,以防止流入气管,引起误吸或窒息。

手术中为什么要留置胃管?

胃管是在特殊情况下帮助不能吞咽的老人输送必要的水分和营养物质的一种管道,分为鼻胃管和口胃管,临床上鼻胃管较为常见,经鼻孔插入 55 cm 左右,经由咽部,通过食管到达胃部。行口腔手术的老人由于面部或口腔内有伤口,术后较长一段时间都需通过术中留置的胃管供给能量。

为什么口腔颌面部手术后有可能会发生呼吸困难?

1.肿瘤手术广泛切除组织及组织缺损后的皮瓣修复,改变了呼吸道周围的正常组织结构,可引起呼吸道狭窄或梗阻。

2.巨大肿瘤和需做淋巴清扫等创伤大的手术,可引起大出血、软组织肿胀而压迫气道,也可引起呼吸道梗阻或窒息,危及生命。

甲亢老人术前如何服用碘剂?

1. 常用的碘剂与用法

复方碘化钾溶液口服，3 次 / 天，从 3 滴 / 次开始，逐日每次增加 1 滴，至 16 滴 / 次为止，然后维持此剂量。服药 2~3 周后甲亢症状得到基本控制，表现为老人情绪稳定，睡眠好转，体重增加，脉率稳定在 90 次 / 分以下，脉压恢复正常，基础代谢率增加小于 20%，便可进行手术。

2. 碘剂的作用

抑制蛋白水解酶，减少甲状腺球蛋白的分解，逐渐抑制甲状腺素的释放，有助于避免术后甲状腺危象的发生。但由于碘剂不能抑制甲状腺素的合成，一旦停服，贮存于甲状腺滤泡内的甲状腺球蛋白大量分解，将使甲亢症状重新出现甚至加重。因此，不准备施行手术治疗的甲亢老人不宜服用碘剂。

3. 用药指导

老人要学会正确服用碘剂的方法，不可将碘剂与口腔黏膜直接接触，因其口味不佳，碘剂可与食物或饮料混合服用。可用冷开水稀释后餐后服用，或在用餐时将碘剂滴在饼干、馒头等食物上一同服用，以保证剂量正确，减轻胃肠道不良反应。

甲亢老人康复指导需求

1. 康复指导

老人要正确面对疾病，控制情绪，保持心情愉快。合理安排休息与饮食，维持机体代谢需求。老人可以指导下学会自我护理的方法，促进康复。

2. 用药指导

甲亢术后继续服药非常重要，需要医生的指导和督促。老人要学会正确服用碘剂的方法，不可将碘剂与口腔黏膜直接接触以免损伤口腔黏膜。

3. 饮食指导

甲亢老人应该限制碘的摄入，尽可能忌用富碘食物和药物。如果应用放射性碘治疗甲亢，含碘多的食物（如海带、紫菜等海藻类）应该禁用至少 7 天。

4. 复诊指导

指导老人定期至门诊复查，了解甲状腺功能，出现心慌、手足震颤、抽搐等症状及时就诊。

甲状腺疾病术后常见并发症有哪些？

1. 呼吸困难和窒息

呼吸困难和窒息是最危急的并发症，多发生于术后 48 小时内。

老人呼吸频率增快，呼吸费力，出现三凹征，甚至窒息死亡。应在无菌条件下拆开伤口。如老人呼吸困难严重，已不允许搬动，则应在床边拆开缝线，消除血肿，严密止血，紧急做环甲膜穿刺或气管切开。

2. 喉返神经损伤

不能恢复原音色、失声或严重的呼吸困难，甚至窒息。在术后 2 周至 2 个月内宜进行声音评估，声音异常者宜行喉镜检查，经理疗等及时处理后，一般在 3~6 个月可逐渐恢复。

3. 喉上神经损伤

若损伤外支，可使环甲肌瘫痪，引起声带松弛、声调降低、无力；损伤内支，则使咽喉黏膜感觉丧失，进食特别是进水时，丧失喉部的反射性咳嗽，易引起误咽或呛咳。

为什么甲状腺手术后有发生呼吸困难的危险？

甲状腺手术后发生呼吸困难是严重而紧急的并发症。典型临床表现为进行性加重的呼吸困难、烦躁不安、口唇发绀（紫绀）、大汗淋漓等，导致呼吸困难的原因有以下几点：

1. 出血

甲状腺术后的局部出血导致颈部血肿致压力增高，压迫了气管，引起呼吸困难，甚至窒息，术后出血是导致术后发生呼吸困难的主要原因。

2. 喉返神经损伤

双侧喉返神经损伤后双侧声带内收、声门关闭而通气障碍，从而出现不同程度的声带麻痹，导致呼吸困难。

3. 气管痉挛

气管痉挛可能与手术涉及气管的操作导致气管痉挛，喉头水肿或严重缺氧也可诱发气管痉挛。气管痉挛后，气道变窄，通气障碍，出现呼吸困难。

4. 气管软化、塌陷

长期肿大的甲状腺压迫导致气管软化，甲状腺切除后可能发生气管塌陷，出现气管狭窄、气道阻塞，导致呼吸困难。

甲状腺手术后会留置引流管么？

1. 部分手术后会留置引流管

留置引流管的目的是引流积血和渗液。若有留置引流管，要保护好引流管，特别在翻身或其他活动时避免管道弯折或脱出，保持引流通畅。

2. 无须留置引流管的老人

为预防切口出血，一般会进行加压包扎，可能会有些许不适，此时切不可自行松解敷料，避免加重出血。如发现有新鲜出血，要及时告知医护人员查找出血原因并止血。

为什么口腔颌面部手术和甲状腺手术后要备气管切开包？

术后出血所形成的血肿易压迫气道，造成急性窒息等危象，为了预防此种情况，床旁备气管切开包可在紧急时做气管切开，避免窒息。

气管切开后什么时候能拔除气管套管？

气管切开时，气管套管可在气管与周围组织粘连固定后，保持老人上呼吸道通畅。当老人再无呼吸困难时，择期进行气管套管的拔除，通常至少需要 2 周。

手术后嘴里有分泌物怎么办？

口腔内如果有分泌物，要及时吐出；如果吐不出来，也不必担心，医护人员会使用吸痰装置，将分泌物吸引出来。

术后怎么保持口腔清洁？

由于长期留置鼻饲管，易刺激鼻黏膜引起水肿、炎症、分泌物增多，分泌物易沿鼻饲管至下咽腔，同时因长期不能经口进食，口腔内唾液分泌减少，自洁作用差，细菌易大量繁殖等，易发生感染。因此，医护人员会定时为老人进行口腔护理、清洁鼻腔。同时，老人也需用漱口水含漱，每次3~5分钟，每天早晚各一次。

手术后多久能下床活动？

如果条件允许，请在陪护人员的陪伴下尽早下床活动，这有利于减轻颜面部肿胀、预防深静脉血栓形成等，也有利于食物的消化吸收。

手术后怎么喝水、吃东西？

1. 手术后不能立即进食、饮水
手术后不能立即进食、饮水，如果嘴唇干燥，陪护人员可用棉签蘸水擦拭唇部及口腔。不可咬嘴唇，以免加重干裂、引起出血。

2. 不能经口进食
如果术后无法经口进食，医护人员会为老人安排静脉营养或通过鼻胃管注食营养液。通过胃管注食，可能会引起咽部不适，进食后请保持上半身直立，以免食物反流，引起误吸。

3. 可以经口进食
医生评估可以经口进食后，应于拔除胃管前1~2天进少量糊状食物，若无呛咳或发热等不适，则可拔管。胃管拔出后仍进糊状或团状食物，2~4周可进正常饮食；进食期间，老人应取坐位，头略微向前倾，细细咀嚼后吞咽，可减少吞咽时的呛咳发生率。

4. 有气管切开

气管切开的老人吞咽时可用手指堵住气管套管口，使气管内形成负压，以利于吞咽功能的恢复。

手术后会不会影响说话？

口腔科手术后的老人，一般在鼻饲管拔除后开始做发音训练，训练时应先易后难，先发单字，后练语句。气管切开的老人，可用手指堵住气管套管口，发"咿"或"啊"的音，逐步适应发音模式和语言功能的变化。首次发不出音的老人，也不必紧张和焦虑，尝试放松颈部，头略前倾，使气管内的气流顺利送入下咽腔，多次练习后很快能掌握发音要领。

手术后如何做颈部活动？

伤口愈合后，可每天做颈部活动，防止切口挛缩，可以轻轻点头、仰头、伸展和左右旋转颈部，做全关节活动，勿过度扭转颈部。

口腔手术后需要注意什么呢？

1. 休养环境安静舒适，保持室内适宜的温度和湿度，注意通风换气，保持室内空气新鲜，避免感冒。

2. 保持良好的心理状态，避免紧张、激动的情绪，适当进行活动，增强信心，愉快的心情有利于疾病康复。

3. 请勿吸烟、饮酒，避免进食辛辣刺激或过硬的食物。如果伤口有红肿、渗液、疼痛等不适，请及时就诊。

4. 按时复查。

眼科手术后为什么常常出现视力模糊？

手术后的视力取决于自身眼部条件，与是否患有其他眼部疾病有关，单纯性的术后早期视物模糊，最常见的原因是"角膜水肿"。角膜水肿如同透明玻璃上的水雾，用药后水肿可逐渐消退，视力提升。如果视物一直模糊，请告知医护人员，做下一步处理。

眼科手术后为何眼睛有畏光、流泪等症状？

术后出现眼睛轻微痉挛、畏光、流泪等症状属于正常现象，可使用人工泪液（功能性眼药水）缓解不适。若出现持续性眼红、眼痛、眼胀伴视力下降，则属于异常情况，要及时告知医护人员以进一步处理。

术前没有，手术后反而眼前有黑影是怎么回事？

眼前出现点状黑影，常是"飞蚊症"的表现，医学上称为"玻璃体浑浊"，是自然退行性疾病，发生机制与年纪大了会长皱纹或白头发一样。手术前玻璃体浑浊已存在，由于术前视力较差，飞蚊症感觉不明显，术后视力提升，飞蚊症的表现便凸显出来。点状黑影无须治疗，如果发生大面积黑影时，应立即到医院检查眼底。

为什么白内障手术后看远处清楚了，看近处却模糊？

人工晶体分为单焦点人工晶体和多焦点人工晶体。单焦点人工晶体只能满足看近处或看远处其中一个需求，通常选择看远处来满足生活需要；多焦点人工晶体对老人自身眼部条件有一定要求。术前医生会根据检查结果综合考虑选择合适的晶体。安装单焦点人工晶体的老人，术后 3 个月可进行验光配镜，解决看近处的需求。

眼科手术后需要注意什么呢？

1. 注意用眼卫生，勤洗手、剪指甲，脸盆、毛巾等生活用品专人专用，切勿用手或不干净的物品擦揉眼睛，洗头洗澡时，避免脏水进入眼睛。

2. 避免进食辛辣刺激食物，避免接触油烟。

3. 睡觉时，可以侧卧、平卧，不要俯卧，避免压迫眼睛。

4. 可以散步、买菜、做饭、旅行等轻度日常活动，避免剧烈运动，防止眼部外伤。

5. 注意劳逸结合，不可过度用眼，如感觉光线较强，可佩戴墨镜。

6. 按时复查。

鼻部手术后，能立刻卧床休息么？

1. 局麻手术后，应取半卧位，即坐在床上或凳子上，保持上半身直立，以利于引流。

2. 全麻手术后，应除去枕头，平躺于床上，头偏向一侧，防止引流液或唾液等流入气道引起呛咳，甚至窒息。术后第二日可下床活动。

鼻部手术后有血流出怎么办？

1. 鼻孔有血液倒流入口腔时，应及时吐出，以便于医护人员观察出血量，并且防止血液进入胃内，刺激胃部引起恶心、呕吐等不适。

2. 手术后 24 小时内，可用冰袋冷敷鼻部，以减少出血，冷敷时注意温度不可过低，防止冻伤。

3. 如果流血过多，请及时告知医护人员处理，必要时遵医嘱使用止血药物。

鼻部手术后想打喷嚏怎么办？

术后应尽量避免用力咳嗽或打喷嚏，以免鼻腔内纱条松动或脱出而引起出血；想打喷嚏时，可用手指按人中、深呼吸或舌尖抵住上腭来制止喷嚏。

鼻部手术后，肿胀多久能消退？

大多数老人术后鼻部肿胀都不严重，一部分老人会肿胀明显。一般手术后 1~2 小时开始肿胀，24 小时左右达到高峰，48 小时后停止，72 小时后开始消退。由于鼻部血循环丰富，创伤之后肿胀较大，但肿而不疼，消退快。

手术后，鼻腔内的纱条什么时候能取出来？

手术后第 2 天开始，医护人员会向鼻腔内滴入液状石蜡油以润滑纱条，便于医生确认无出血后将纱条取出。

鼻部手术后需要注意什么呢？

1. 避免挤压、挖鼻、大力擤鼻等不良习惯。

2. 冬春季外出时佩戴口罩，避免冷空气、花粉对鼻黏膜的刺激。

3. 正确使用鼻腔冲洗器，定时服药、冲鼻、点鼻。

4. 内镜手术后，短期内尽量避免上呼吸道感染，减少对鼻腔的强烈刺激。

5. 按时复查。

5.

老人胸部手术围手术期常见问题

5.1 食管癌手术围手术期常见问题

手术前，除了常规准备，还有什么要做的？

除了常规的术前准备，如了解禁食禁饮的时间、皮肤准备、药敏试验等，患食管癌的老人应保持口腔卫生，增加蛋白质摄入，避免进食过硬、过烫的食物；有些老人还需进行肠道准备，如结肠代替食道的老人术前 3 日需连续灌肠，术前当晚禁食禁饮。

术后老人身上会有很多管道么？

食管癌术后会留置一个或多个管道，如胃管、胸腔闭式引流管、腹腔引流管、尿管等。老人需保护好留置的管道，管道脱出会影响术后的恢复。更换体位时需格外注意，要妥善固定各个管道，防止受压、弯折、扭曲。

食管癌术后应采取什么体位？

老人食管癌术后常规采取半卧位，床头抬高 30°～45°，以利于引流液流出。术后发生胃食管反流时，可出现反酸、呕吐等症状，平卧时加重，老人应在饭后 2 小时内保持坐位勿平卧，睡眠时将床头抬高。

食管癌术后多久能正常吃东西?

1. 术后吻合口处于充血水肿期，需禁饮禁食 3~4 日。禁食期间持续胃肠减压，可经静脉补充营养。

2. 术后 3~4 日待肛门排气、胃肠减压引流量减少后，可拔除胃管。拔除胃管 24 小时后，若无呼吸困难、胸内剧痛、患侧呼吸音减弱及高热等吻合口瘘的症状，则可尝试进食。先尝试少量喝水，术后 5~6 日可进全清流食，每 2 小时 100 mL，每日 6 次。术后 3 周后若无特殊不适可进普食，但仍应注意少食多餐，细嚼慢咽，进食量不宜过多、速度不宜过快。

3. 避免进食生、冷、硬食物（包括质硬的药片和带骨刺的鱼肉类、花生、豆类等），以免导致后期吻合口瘘。

4. 因吻合口水肿导致进食时呕吐者，应立即禁食，经静脉补充营养，待 3~4 日后水肿消退后再继续进食。

5. 食管 - 胃吻合术后，由于胃被拉入胸腔、肺受压而出现胸闷、进食后呼吸困难，此时老人可少食多餐，1~2 个月后，症状多可缓解。

食管癌术后为什么要行胃肠减压?

胃肠减压是将胃管从口腔或鼻腔插入，连接一次性胃肠减压器，在负压和虹吸原理的作用下，使胃内容物引出老人体外的一种方法。食管癌术后行胃肠减压，目的是减轻腹胀以及残胃胀气对吻合口的影响。

术后胃管应妥善固定，防止滑脱，保持持续减压。术后 6~12 小时胃管内可吸出少量血性或咖啡色引流液，之后引流液颜色会逐渐变淡，若引流出大量鲜血或血性液，则提示吻合口或胃出血，应降低吸引力，并通知医生。经常挤压胃管，勿使管腔堵塞，胃管不通畅时，可用少量生理盐水冲洗并及时回抽，胃管脱出后不应再盲目插入，以免戳穿吻合部位，造成吻合口瘘；术后胃管放置 3~4 天，待肛门排气后去除。

术后如何促进胃肠道功能的恢复？

卧床期间进行抬臀、腹部按摩等床上活动，尽早下床活动，可以促进胃肠道功能早期恢复。

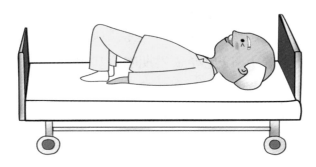

床上抬臀

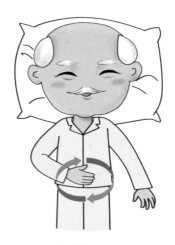

腹部按摩

7. 食管癌术后出院后需要特别注意什么?

1. 少量多餐,由稀到干,逐渐增加食量,并注意进食后的反应。避免进食刺激性食物与碳酸饮料,避免进食过快、过量及硬质食物,如花生、豆类等,质硬的药片可碾碎后服用,以免导致吻合口瘘。餐后取半卧位,以防止进食后反流、呕吐,利于肺膨胀和引流。

2. 保证充分睡眠,劳逸结合,逐渐增加活动量。术后早期不宜蹲位大小便,以免引起体位性低血压或发生其他意外。

3. 若术后 3~4 周再次出现吞咽困难,可能为吻合口狭窄,应及时就诊。食管手术后需长期服用抑酸药,不可随意减药或停药。定期复查,坚持后续治疗。

5.2 肺部手术围手术期常见问题

为什么有些人吸一辈子烟不得肺癌,有些人不吸烟却得了肺癌?

肺部肿瘤的病因至今尚不完全明确,吸烟并非肺部肿瘤的唯一发病因素。长期吸烟的人,最终得不得肺癌,并不是一种必然事件,但存在因基因突变导致肺癌的风险,且风险会随着吸烟量和吸烟时间延长而逐渐提高。尤其是吸烟多年的老人,更应该积极地完善肺癌普查。此外,肺癌发病还可能与以下因素有关:

1. 大气污染

如煤的燃烧,机动车辆排放的尾气及工业废气等。

2. 二手烟

被动吸烟者吸入的有害物质不亚于吸烟者本人。

3. 室内微小环境的污染

室内装修等的有毒、有害气体释放及室内烟尘。

4. 职业暴露

长期接触铀、镭等放射性物质及其衍化物致癌性碳氢化合物，砷、铬、镍、铜、锡、铁、煤焦油、沥青、石油、石棉、芥子气等物质均可诱发肺部肿瘤。

5. 肺部慢性疾病

如肺结核、矽肺、尘肺等可与肺部肿瘤并存，在愈合过程中可能引起鳞状上皮化生或增生，在此基础上部分病例可发展成为肿瘤。

6. 内在因素

如家族遗传倾向以及免疫功能降低、代谢活动及内分泌功能失调、情绪因素等。

用什么方法可以比较简便地筛查并跟踪肺部结节 / 肿瘤？

低剂量螺旋 CT 是目前敏感性和特异性较高的肺部结节 / 肿瘤普查手段，相较传统胸片而言，其更容易发现直径更小、分期更早的肺部结节 / 肿瘤。因此，宜作为肺癌普查的首选方法。

肺部结节 / 肿瘤有症状吗？

早期肺部肿瘤经常是没有明显症状的，基本只能通过体检发现，如果是中晚期肺癌可能有以下症状：咳嗽、咳痰（痰中带血）、咯血、胸闷、气急、胸痛、声音嘶哑，疲劳乏力、发热、体重下降等。

为什么医生会给老人开胸部增强 CT 的检查而不是平扫 CT？

胸部增强 CT 是在平扫 CT 基础上，通过静脉注射造影剂，增强肺部病灶和血管的强化程度。同时，增强 CT 可以扫描观察病变与肺门及纵隔大血管关系，判断病灶是否侵及血管，为外科手术提供帮助。增强 CT 同时能显示纵隔及肺门有无肿大的淋巴结，为肺部肿瘤分期及治疗提供依据。需要注意的是，对碘过敏、甲亢、肾功能不全的老人，应提前和医生交代清楚。

PET-CT 在肺部肿瘤检查中有何作用？肺结节老人都要做吗？

PET-CT 不仅具有 CT 的肺部小结节定位功能，还兼具病灶功能与代谢信息的挖掘功能。一次显像可获得全身各系统的断层图像，具有灵敏、准确、特异及定位精确等特点，可以直观了解全身整体状况，对于肺部早期肿瘤的诊断及鉴别诊断具有重要作用。但该检查并不是肺结节老人都需要做的，许多纯磨玻璃状的肺结节在 PET-CT 下代谢和正常组织差不多，并不能完全区分，实性结节有 90% 以上有代谢改变，而对于混合磨玻璃状结节，则 37% 左右的患者有异常代谢。因此，是否行 PET-CT 检查，主要看肺结节的形态特征与成分，由专业医生给予专业的建议。

通过那些方法能实现肺部肿瘤的确诊？

1. 支气管镜 / 超声支气管镜活检

通过口腔或者鼻腔置入支气管镜到肺中，观察气道表面病变情况，并进行组织活检；有时支气管镜前端安装有超声探头设备，可在超声引导下进行病变表面及内部结构的观察，配以活检针，能够取到肺部肿物、肺门和纵隔淋巴结及纵隔肿瘤的组织。

2. 经皮或经肺穿刺活检

放射科专业医生将一根针经过皮肤和胸壁穿入肿瘤中获得活检组织。整个过程在 CT 引导下进行，只需对穿刺部位进行局麻，无明显痛苦。穿刺的常见并发症为少量气胸、咯血，大多数情况不需特殊处理。

3. 手术活检

有时肺部病变难以通过支气管镜或者经肺穿刺取得活检。在这种情况下，不得不进行手术。胸腔镜手术创伤小，完整切除病灶后进行病理检测。

4. 痰中或者肺泡灌洗液中寻找肿瘤细胞

新鲜的肺部咳出痰液找肿瘤脱落细胞，老人无痛苦，但容易漏诊；肺泡灌洗则是通过支气管镜向支气管中注入生理盐水随后吸出，在吸出的灌洗液中寻找肿瘤细胞。

如何判别肺部肿瘤病情的严重程度？

广大老人经常关心的问题是：我的病到什么程度了？是早期、中期还是晚期？要明确临床分期，术前的各项辅助检查和术后的病理检测都是非常重要的。建议老人向自己的医生详细询问，以便全面了解病情。

老人肺部疾病手术前需要做哪些必要检查?

老人不同于年轻人,常常伴有一些慢性疾病如高血压、糖尿病、心脑血管疾病等,为了排除这些手术风险因素,肺部手术前必须完善脑 CT 或 MRI、胸部 CT、心脏超声、腹部超声、心电图、颈部淋巴结超声、颈部血管超声检查。部分老人有心脑血管基础疾病的,可能需要完善心脑血管专项检查(如冠脉 CT、血管造影等);一些老人长期吸烟,锻炼较少,则需要进行肺功能检查,以减少术中、术后并发症的发生。

肺部手术有几种方法? 该怎么选择?

肺部手术包括楔形切除术、肺段切除术、肺叶切除术、袖式切除术、全肺切除术及隆突切除和重建术等,医生会兼顾手术疗效及老人的肺功能和生活质量实际情况进行选择。

肺部手术有哪些风险?

手术对于老人来说,意味着远期生存的机会,但是也有着一定的风险。以肺部肿瘤手术为例,其术后并发症包括内出血、心律失常、心力衰竭、肺不张、肺水肿、急性呼吸功能衰竭、肺栓塞、支气管胸膜瘘、肺部感染、包裹性脓胸、下肢深静脉血栓等。任何手术都有风险,老人身体功能下降、基础病多,相应的手术风险也会上升,因此术前应做好各项准备,把风险降到最低,配合医护尽可能避免并发症的发生。

血压、血糖高对手术有影响吗？

许多老人都存在血压和血糖升高等问题，对于老人来说，一般血压控制在 150/90 mmHg 以下比较安全，术前空腹血糖水平控制在 8.0 mmol/L 以下，老人机体代偿能力差，经历比较大的肺部手术，机体会处于应激状态，可能会导致应激性血糖增高，而血糖偏高，术中可诱发酮症酸中毒或高渗性昏迷等并发症，还可导致手术后切口不易愈合，也极容易造成感染。因此，在手术前需要调节血糖、血压到安全范围。

肺部手术前为什么要戒烟？需要戒烟多久？

在准备肺部手术前，为什么吸烟的老人一般都会被医生要求戒烟呢？

首先，长期吸烟的人，咳嗽、咳痰比较多，尤其是老人，早上起床后，会咳出白色黏稠痰或者黄色浓痰，有时会感觉有痰但难以咳出。呼吸道里面原本存在一些细小的纤毛，这些纤毛可以来回摆动，帮助排出呼吸道里面的痰液，但长期吸烟的人，这些纤毛会损伤，痰液就不容易从呼吸道被咳出来。术前戒烟可以让这些纤毛免于继续损伤，恢复摆动，让老人更容易排出痰液。同时，肺部手术在麻醉过程中是需要肺在"充气"和"放气"状态切换的，吸烟产生的烟雾在肺内可以引发慢性的炎症，导致一些细小的支气管发生"抽搐"，引起"充气"和"放气"困难，麻醉师需要吸掉过多的痰液，因此明显增加了麻醉师的工作量和工作难度。

其次，肺的"充气"和"放气"不受控制后，会大大增加外科医生的操作难度以及操作风险，导致手术过程中出血、肺漏气频繁发生，甚至造成难以预料的手术意外。

最后，麻醉中的气管插管、麻醉药的吸入以及手术的操作刺激会增加气管里的痰液，术前不戒烟，大量痰液咳不出来沉积在肺里容易导致肺部感染、肺不张、切口感染、血管栓塞等术后并发症，加上老人不如年轻人的耐受能力强，严重的并发症甚至可以威胁生命，因此手术前戒烟非常重要。一般要求戒烟至少2周，时间允许的情况下，术前2个月戒烟效果更好。

术前为什么要做呼吸功能锻炼？

呼吸功能锻炼是通过增加腹肌和膈肌等呼吸肌群的力量来有效改善肺功能的练习。其目的是增加肺的通气量，增强肺部的膨胀和排痰能力，改善呼吸系统症状，促进康复。

怎么做呼吸功能锻炼？

1. 缩唇呼吸

缩唇呼吸是指呼气时口唇呈吹哨状，使呼气阻力增加，时间延长，促进肺功能康复，日常生活中可通过吹纸条、吹气球、使用呼吸训练器等方法锻炼。具体方法为：用鼻子深深吸气，吸气过程中舌尖轻顶上腭，心中默数1、2、3，然后稍屏气，随后呼气，经口缓慢呼气，口唇呈吹哨状，心中默数1、2、3、4、5、6。

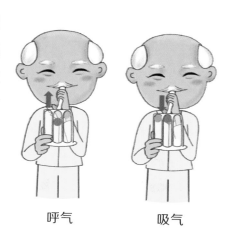

呼气　　　吸气

2. 腹式呼吸

腹式呼吸是指吸气时腹部鼓起，呼气时腹部凹陷的呼吸方法。具体方法为：选择合适的体位，可坐凳子、站立或平躺于床上，一手放于胸前，一手放于腹部；经鼻深深吸气，腹部鼓起，手感到腹部凸起；经口缓慢吐气，腹部瘪下去，手感到腹部凹陷。

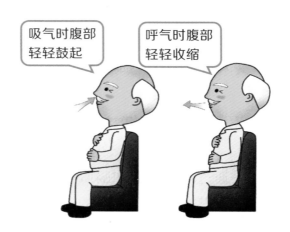

3. 有效咳嗽

尽可能采取坐位，双手放于腹部，腹式呼吸 5~6 次后，身体前倾同时深吸气，腹部发力进行 2~3 次短促有力的咳嗽，双手可辅助按压上腹部或保护伤口，咳出痰液。

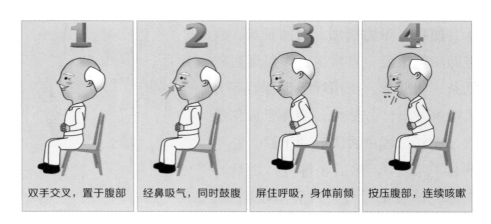

肺部手术后咳嗽时，伤口很疼怎么办？

咳嗽、咳痰时使用双手轻轻按压伤口区域以保护伤口不受损伤，这样能有效降低伤口疼痛感。

肺部术后是否需要使用胸带？

若肺部手术为微创手术，伤口较小，胸带使用 1 周即可；如果为传统开放性手术以及术前、术后有咳嗽症状的老人，可适当延长胸带的使用时间。

肺部术后多久可以下床？

为了促进肺复张，降低术后并发症的发生率，在病情允许情况下，应尽早下床活动，一般建议术后第二天即可双腿下垂坐床边或站立。

肺部术后老人哪些体位比较合适？

术后未拔除引流管时，一般采取半坐卧位或健侧卧位，如右侧肺部手术的老人可以左侧卧位休息。拔除引流管后，体位则不受限制，左、右翻身都可以。

什么是胸腔闭式引流管？一般要放置多久？

胸腔闭式引流是将引流管一端放入胸腔内，另一端接入比其位置更低的水封瓶，目的是排出胸腔内液体或气体，使萎陷的肺和残余的肺得以充分复张而恢复功能。

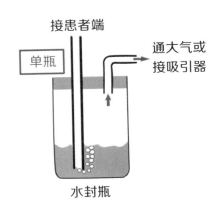

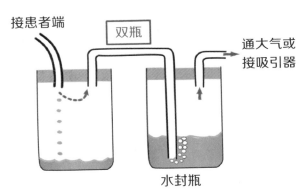

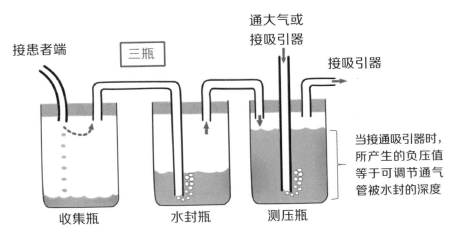

胸腔壁式引流示意图

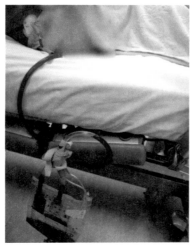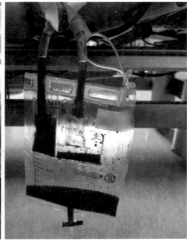

胸腔壁式引流管

术后 48~72 小时，若引流量明显减少且颜色变淡，24 小时引流量小于 50 mL，脓液量小于 10 mL，X 线胸片提示肺膨胀良好，无明显漏气时，一般经医生评估后会拔除引流管。

观察引流管时为什么要用力咳嗽？
哪些动作能促进恢复？

带管咳嗽的时候能够观察引流管路是否通畅，所以观察引流管时，一般医生会要求老人用力咳嗽。能促进术后恢复措施如下：

1. 有效咳嗽、咳痰可以促进痰液排出，促进胸腔里的积气、积液排出，促进肺复张，早日拔除引流管，尽早康复出院。

2. 缩唇呼吸。吸气时用鼻子，呼气时嘴巴呈吹口哨状，慢慢轻轻呼出气体，吸气和呼气的时间比例从 1 ：2 开始，慢慢达到 1 ：4。

3. 吹气球。

4. 早期下床活动。

如何保护胸腔闭式引流管？

行胸腔闭式引流的老人尽量取半卧位，以利于呼吸和引流。体位变化时，注意保护管道，避免管道牵拉、弯折、扭转等。下床活动时，应将引流瓶固定于低于膝关节的位置，并保持密封。

肺部手术多久后可以拔管？

术后 48 小时后，引流量明显减少颜色变淡，24 小时引流液量小于 300 mL，水封管中液面波动小或固定不动，听诊肺部呼吸音清晰，X 线胸片肺膨胀良好，无漏气，老人无呼吸困难，即可拔管。拔管后 24 小时内应注意观察老人呼吸情况，有无胸闷、气急，局部有无渗血、渗液、漏气、皮下气肿等。

拔管以后在咳嗽时为什么出现咕噜声？

拔管后胸腔剩余少量液体和积气，在用力咳嗽时会产生咕噜声。随着液体、气体的吸收，这种声音会逐渐消失。

手术后前几天不咳嗽，
为什么后期会出现憋醒、刺激性咳嗽？

肺部手术对肺组织包括支气管、肺泡、神经和一些腺体的损伤，造成局部慢性炎性反应，以及手术后形成的瘢痕、气道内缝合线等异物的刺激导致气道痉挛，是造成术后刺激性咳嗽的最常见原因。支气管残端在愈合过程中，这种症状会慢慢减轻。咳嗽是人体清除呼吸道分泌物或异物的保护性反射动作，尤其是老人有痰则要咳出，如果痰液黏稠，可遵医嘱服用一些药物；如果咳嗽较为严重，影响休息，在医生的指导下可适当应用镇咳药。

肺部手术后出现气短，感觉气不够用怎么办？

肺部手术后多数老人有气短症状，这属于正常现象，不必惊慌。因为人体共有五叶肺，一般术后剩余的肺完全可以保证正常的呼吸。况且进行肺部手术前医生都要对老人的心肺功能进行专业的评估，无法耐受手术者会推荐选择其他治疗方式。一般老人通过吸氧、练习深呼吸、打太极拳等方式，逐渐增加活动量，气短症状会慢慢恢复。

肺部手术后老人会咳嗽多久？

手术致肺部气道分泌物增多，需要及时咳出痰液。一般2~4周术后咳嗽才可以恢复，如果老人身体基础差或手术创伤较大，咳嗽恢复的时间会更长。许多老人会因为惧怕伤口疼痛，而不愿咳嗽，这样更不利于肺组织恢复。如果痰液黏稠、难以咳出，可遵医嘱使用祛痰药物。

肺部手术后多久能进行运动？

没有确切的时间，看损伤后愈合的程度。即使愈合快，也不能进行较为剧烈的运动，以防止二次损伤。老人愈合后的锻炼当循序渐进，强度以不感到胸闷、心慌、气短为宜，适当的运动有散步、慢跑、蹬自行车、打太极拳等。注意休息，适量活动，劳逸结合，根据每个人的体质不同，出院后 1~3 个月基本恢复正常。

肺部手术后不良反应有哪些？

1. 切口疼痛

麻醉药慢慢代谢完毕，身体神经感知功能开始逐渐恢复，会感觉到伤口疼痛。

2. 发热

由于手术创伤反应、术后吸收热，术后 1~3 天体温略升高 0.5~1℃，一般不超过 38℃。

3. 恶心、呕吐

最常见的原因是麻醉及镇痛药物反应，反应消失后症状可缓解。

4. 腹胀

麻醉药导致术后早期胃肠蠕动受抑制，随胃肠蠕动恢复后可自行缓解。

5. 尿潴留

由于全麻后排尿反射受抑制、低血钾、老年男性合并有前列腺增生及不习惯床上排尿等原因。

6. 呃逆

可能是神经中枢系统或膈肌直接受刺激所致。

肺部术后疼痛的原因是什么？镇痛为什么尤为重要？

切口创面大，常伴有肋间神经损伤及术后各种留置管道的刺激，及术后老人需要有效咳嗽排痰造成胸廓震动，都容易引起肺部术后疼痛。胸部切口疼痛使老人胸廓运动减少，不敢深呼吸和用力咳嗽，气体交换量减少，加上许多老人肺功能低下，气管和支气管内分泌物潴留，增加了肺不张和肺部感染的发生率，进而引起低氧血症，因此术后镇痛很重要。此外，术后镇痛还可以降低下肢静脉血栓的发生率、有利于肠道恢复通气、改善睡眠、提高老人免疫力，促进机体的恢复。

肺部手术后为什么会有后背疼痛？

随着医疗技术的发展，肺部手术的创伤也在减小，胸部疼痛概率越来越小。很多老人感觉后背疼痛，实际上是神经传导的错觉。一般胸部切口，有前外侧切口与后外侧切口，神经传到最后就通过肋间神经，传达到后背的神经根，造成神经错觉。很多老人出现了后背疼痛，这是一种主观感觉。也可能跟手术时姿势有关，因手术时肌肉受牵拉所致。术后可以适当活动患肢，或者按摩后背以减轻疼痛。

肺部术后换药及多久拆线？

出院后 3~5 天换药一次，如无渗液，不需换药，伤口敷料可自行揭掉，可穿宽松衣物，避免汗液浸渍伤口；如切口愈合良好，在拔除胸管后 2~3 周可拆线。

肺部手术后出院能坐飞机吗？

气胸、肺大泡、液气胸或有严重肺气肿的老人，不建议术后早期坐飞机；肺部其他病变手术后恢复良好的老人出院后可以乘坐飞机，且乘坐飞机与其他交通工具相比并未增加术后并发症的风险。

肺部手术出院后饮食有什么建议？

老人经历肺部手术后身体消耗较大，应摄入高蛋白、低脂肪、低糖且富含纤维素及维生素的食物，如牛肉、鸡肉、鸡蛋以及海鲜等。满足肺部手术后老人对蛋白质需求。同时还需适当摄入绿色蔬菜、水果等。

肺部手术出院后能吸烟、喝酒吗？

肺部手术后，有些老人觉得手术做完了就可以吸烟了。实际上吸烟产生的强烈致癌作用的有毒物质，会刺激肺和气管，对尚未完全恢复功能的肺再次造成损害，此时不能吸烟。同时，还应该打开窗、勤通风、不到人群混杂场所，不吸二手烟。同时，也不建议喝酒，喝酒对身体的损伤以及免疫力的打击同样不利于老人术后恢复。

肺部手术出院后感冒怎么办？

术后外出可戴口罩，减少感染的机会。要注意气候冷暖变化，适时增减衣物，尽量避免感冒，预防上呼吸道感染。尤其是老人，基础疾病较多，免疫力低下，加上肺部手术的身体消耗，如出现感冒症状，应及时就医，彻底治疗，以免发生肺炎，造成肺不张等严重并发症。

肺部手术出院后伤口会疼多久？

手术创伤所导致的炎性致痛物质的浓度一般在 2~6 周才逐渐降低至正常水平，所以老人的疼痛一般也持续 6 周左右。出院时医生会根据具体情况，开具口服镇痛药物处方，以改善老人主观症状和术后生活质量。

肺部手术出院后多久能洗澡？

肺部手术后应注意保持伤口干燥。1 个月内不能正常洗澡，可采用清洁湿毛巾擦拭切口周围皮肤，经常更换内衣等方法保持切口的清洁卫生，2 个月后依切口恢复情况可以沐浴，勿用力揉搓切口，洗完后轻轻擦干切口处。

手术治疗后为什么还要定期复查？

肺部肿瘤手术后存在一定的复发率。因此，老人术后都要进行定期检查、随访。一般来讲，建议 2 年内每 3 个月复查一次，2~5 年每 6 个月复查一次，5 年以上每年复查一次，持续终身。复查的项目包括头颅 CT 或 MRI、胸部 CT、腹部超声或 CT 及肿瘤标记物等，有时根据需要还可能做全身骨扫描。定期复查有助于及时发现肿瘤复发或转移，使患者得到及时治疗。同时，老人也能及时地从医生那里得到关于新技术、新药物治疗的最新进展，定期随诊检查最少应持续 5 年以上。

出院后需要特别注意什么？

1.吸烟和二手烟暴露均是肺癌的重要危险因素，吸烟可使肺癌发生风险增加 3 倍以上，肺部手术后的老人更应注意戒烟和避免接触二手烟。

2.出院后的数星期内，仍应进行呼吸功能锻炼。

3.保持良好的口腔卫生，避免出入人群较多、空间密闭的公共场所，避免与上呼吸道感染者接近，避免居住或工作于布满灰尘、烟雾及化学刺激物品的环境。

4.保持良好的营养状况，注意每天保持充分的休息和活动。

5.若出现切口疼痛、剧烈咳嗽及咯血等症状，应立即复诊。

5.3 纵隔手术围手术期常见问题

纵隔肿瘤是什么？都需要做手术吗？

纵隔肿瘤是纵隔内的若干种肿瘤的统称，其种类繁多，根据来源可分为神经源性肿瘤、胸腺瘤、畸胎瘤等，其中胸腺瘤约占前纵隔肿瘤的 50%。

纵隔肿瘤的治疗方式根据肿瘤的性质不同而不同。良性肿瘤一般可手术完整切除；恶性肿瘤绝大多数仍以手术治疗为主；对于不能完整切除的肿瘤也应尽可能切除，术后加以放疗和化疗。淋巴源性以及部分生殖细胞肿瘤一般不适合手术，放疗和化疗效果更好。

纵隔肿瘤术前需要做哪些准备？

1. 术前至少戒烟 2 周，以减少气管分泌物，预防肺部并发症。术前进食高蛋白、高热量、高维生素的食物，摄取足够的水分。

2. 同时合并重症肌无力时，应遵医嘱服用抗胆碱酯酶药物。

3. 术前鼓励老人多与家人或医护人员交流，减轻焦虑情绪和对手术的担心。

胸腺瘤术后发生肌无力危象时怎么办？

1. 术后应密切观察有无肌无力危象的发生，如出现手握力减弱、吞咽障碍、呼吸无力、烦躁不安等现象，应高度警惕。

2. 进餐时应细嚼慢咽，预防误吸，如果出现食物反流、吞咽不畅等，需及时告知医护人员，配合留置鼻饲管。

3. 若出现呼吸困难症状，应立即呼叫医护人员，配合行气管插管或气管切开，并以呼吸机辅助呼吸等急救措施。

术后胸腔闭式引流管如何护理？

1. 胸骨正中切口的引流管，应格外注意引流是否通畅，如发生呼吸困难或其他不适时，及时告知医护人员，以免发生血肿压迫引起呼吸困难和颈静脉怒张等。

2. 纵隔引流的胸腔闭式引流管护理同章节 5.2。

术后如何进行呼吸道管理？

1. 促进排痰

胸腔镜手术创伤小、疼痛轻，术后老人不会因为疼痛而不敢咳嗽、咳痰，较易配合呼吸道管理。但胸腔镜手术术中采用单肺通气，术侧肺萎缩，同时部分老人由于胸腔镜手术过程中肺部牵拉较多，加上麻醉药物的应用，致使术后呼吸道分泌物增多，可能会发生肺部感染、肺不张等并发症，因此咳嗽排痰仍非常重要。

2. 关注呼吸变化

对于胸腺瘤合并重症肌无力的老人，手术后尤其要关注呼吸的变化。因为在手术和麻醉刺激下，老人可能出现肌无力加重，导致呼吸无力、憋气甚至呼吸衰竭。出现肌无力早期征兆时，需及时告知医护人员，配合监测肺功能、动脉血气等，尽早给予呼吸支持，必要时给予气管插管机械通气，避免出现严重的呼吸意外导致生命危险。

出院后日常生活要注意什么？

1. 良性肿瘤手术切除后应定期复查，恶性肿瘤术后应遵医嘱进行下一步治疗，定期进行放疗和化疗。

2. 严格遵医嘱用药，切勿自行加减药物或停药。

3. 老人出门时，应随身携带有病例信息的卡片和急救药盒，方便急救时提供相关信息。

5.4 乳腺癌围手术期指导

老人也要关注乳腺健康吗？

女性最常见的三种癌症分别是乳腺癌、肺癌和结直肠癌，共占所有新发病例的 50%，其中仅乳腺癌就占 30%。2020 年全球乳腺癌新发病例统计结果显示，乳腺癌新发病例数约为 230 万，已超越肺癌成为全球第一大癌症。据统计，超过 50% 的乳腺癌老人年龄在 60 岁以上。因此，老人应该警惕乳腺癌的发生，正确认识乳腺癌这一疾病，做到早发现、早诊断、早治疗。

为什么会得乳腺癌？老人如何早发现乳腺癌？

乳腺癌的发生是多因素协同作用的结果，其发病的高危因素包括年龄、基因突变（BRCA1、BRCA2 等）、癌症家族史（尤其是乳腺癌、卵巢癌等）、乳腺疾病史（乳腺癌、非典型增生等）、胸部射线照射史、生育因素（初潮早、绝经晚、未生育、晚生育、未哺乳、性激素治疗史等）等。其他因素如 2 型糖尿病、肥胖、高脂肪低纤维饮食、吸烟饮酒史等也会增加乳腺癌的患病风险。

乳腺癌的发病率虽然很高，但治疗效果远优于其他恶性肿瘤，五年生存率在 90% 以上。但战胜乳腺癌还是要依靠早期诊断和早期治疗，所以乳腺癌筛查至关重要。中国抗癌协会乳腺癌诊治指南与规范（2021 版）建议，一般风险人群乳腺癌筛查的起始年龄为 40 岁，高危人群可提前到 40 岁之前。目前应用于乳腺癌筛查的检查有乳腺 X 线（钼靶）、超声和磁共振等。

乳腺 X 线检查对降低 40 岁以上女性乳腺癌死亡率的作用已经得到了国内外大多数学者的认可。看到这里，老人可能要问，乳腺 X 线检查会不会有辐射？对身体伤害大吗？常规乳腺 X 线检查的射线量很低，不会危害女性健康，但正常女性无须短期内反复进行乳腺 X 线检查。乳腺超声检查是乳腺 X 线筛查的有效补充。在乳腺 X 线检查的基础上联合乳腺超声检查，比单独应用乳腺 X 线检查更敏感。磁共振检查可作为乳腺 X 线检查、乳腺临床体检或乳腺超声检查发现的疑似病例的补充检查措施。对于高度怀疑乳腺癌的老人，可先行肿物穿刺活检，明确病变性质。若穿刺困难或穿刺失败，则需手术切除活检明确诊断。

确诊乳腺癌后有什么治疗方法？
老人怎样选择手术方式？

乳腺癌明确诊断后，该怎么治疗呢？乳腺癌的治疗手段主要包括新辅助治疗、手术、辅助治疗三个方面。随着乳腺癌精准治疗的发展，治疗方案的选择越来越个体化和多样化。治疗何时做、怎么做，需要对肿瘤和老人进行全面的评估。临床分期如同驾车时需要的"导航"，制订治疗方案首先要确定老人临床分期。在美国癌症联合委员会制定的肿瘤分期指南中，乳腺癌临床分期分为 Ⅰ、Ⅱ、Ⅲ、Ⅳ期。另外，还需要明确病理类型和分子分型，明确病理类型和分子分型就如同把握车辆前进的方向盘。乳腺癌的病理类型主要分为非浸润性乳腺癌、普通型浸润性乳腺癌和特殊类型浸润性乳腺癌，其中最常见的类型为浸润性导管癌。明确分子分型主要依靠激素受体（ER/PR）、人表皮生长因子受体（HER-2）和增殖指数（Ki-67）等指标，目前临床常用的乳腺癌分子分型包括激素受体阳性型、HER-2 阳性型及三阴型等。

很多老人有时候会问，为什么同样是患乳腺癌的老人，有些人可以直接手术，有些人需要先化疗呢？对于 Ⅰ 期至部分 ⅢA 期的可以手术的早中期乳腺癌的老人，可以根据肿瘤基线评估和不同老人需求指导手术方式的选择，术后再根据病理分期、组织学分型等情况，制订下一步治疗计划。对于部分Ⅲ期至Ⅳ期不可手术的中晚期老人，一部分可行术前新辅助治疗使肿瘤降期后手术，另一部分初诊即有远处转移的老人，即晚期乳腺癌，治疗手段主要以化疗和内分泌治疗及靶向治疗为主，必要时行姑息性手术。

这里，我们主要介绍手术方面的注意事项。

1. 手术方式的选择

乳腺癌外科治疗术式不断改进，改良根治术和保乳手术是目前临床实践的主流术式。提及保乳手术，老人可能会问保乳手术能不能将肿瘤切除干净？会不会增加术后复发率？研究证实，保乳手术联合放疗与乳房切除术之间的整体生存率并无统计学差异，而且保乳手术具有创伤小、术后生活质量高的优点，专家推荐具备保乳条件的乳腺癌老人首选保乳手术。但保乳术后尚需放疗，治疗时间较长，要接触较多射线且可能发生相关的放疗并发症。

2. 腋窝淋巴结的处理

如果临床考虑腋窝淋巴结阴性，有条件的可首选前哨淋巴结活检，根据活检结果决定是否需要腋窝清扫；如果临床考虑腋窝淋巴结阳性，可直接按常规行腋窝清扫。

3. 基础疾病的影响

老人经常合并有心血管系统疾病、糖尿病、肺功能不全等，手术方式的选择也要考虑身体状况能否耐受，手术时间过长会对老人的全身状况造成一定影响。

如何做乳腺自检？

乳腺自检应于月经结束后 7~11 天进行。此时，雌激素对乳腺的影响较小，乳腺处于相对静止状态，容易发现病变。方法如下：

1. 视检

直立镜前脱去上衣，在明亮的光线下，面对镜子对双侧乳房进行视诊。首先观察双侧乳腺的发育情况，外形、大小、位置是否对称，乳头是否在同一水平上。检查皮肤有无红肿、静脉曲张、破溃等。

异常体征包括：乳头溢液、乳头回缩、皮肤皱缩、酒窝征、皮肤脱屑及乳房轮廓外形异常变化。

2. 触查

一般取坐位，举起左侧上肢用右手4指（食指、中指、无名指、小指）指腹缓慢稳定触摸乳房，在左乳房做顺时针或者逆时针逐渐移动检查，至少检查三遍，直至乳头，不要遗漏任何部位，同时检查腋窝淋巴结是否有肿大，最后用拇指和食指轻轻挤压乳头观察有无排液。如果发现有浑浊、微黄或血性溢液，应立即就医。同法检查右侧乳房。

乳腺癌术后如何康复锻炼？

功能锻炼对于恢复老人肩关节功能和预防及减轻水肿至关重要，但必须严格遵守循序渐进的顺序，不可随意提前，以免影响切口的愈合。此外，功能锻炼持续时间应在6个月以上，前三个月尤为重要。

1. 术后1~2天
练习握拳、伸指、屈腕。

2. 术后3~4天
前臂伸屈运动。

3. 术后 5~7 天

患侧的手摸对侧肩、同侧耳（可用健肢托着患侧肢体）。

4. 术后 8~10 天

练习肩关节抬高、伸直、屈曲至 90°。

5. 术后 10 天及以后

肩关节进行手指爬墙肩梯及器械锻炼，一般应在 1~2 个月使患侧肩关节功能达到术前或对侧同样的状态。

乳腺癌术后有哪些注意事项？

1. 患侧局部保护

保持患侧皮肤清洁；不宜在患侧手臂进行有创性的操作，如抽血、输液等；洗涤时戴宽松手套，避免长时间接触有刺激性的洗涤液；避免蚊虫叮咬；衣着、佩戴首饰或手表时一定要宽松。

2. 避免高温环境

避免烫伤；患侧手臂不要热敷，沐浴时水温不要过高，避免长时间热浴或桑拿；避免强光照射等高温环境。

3. 避免负重

术后 2~4 周避免上肢负重，一般不超过 500 g。4 周后，需缓慢、逐渐增加肌肉及肌耐力的活动，尤其是抗阻力训练。但仍需避免提、拉、推过重的物品；避免从事重体力劳动或进行较剧烈的体育活动。

4. 避免上肢近端受压

避免穿着紧身衣、测量血压、患侧卧位。

5. 注意睡姿，保证睡眠质量

平卧位，患侧肢体垫高，手臂呈一直线，手掌高度要超过心脏平面；健侧卧位，患肢放于体侧或枕头垫高超过心脏水平。良好的睡眠能够帮助老人放松心情，兴奋迷走神经，激活淋巴系统，预防并改善淋巴水肿。

6. 其他

鼓励老人尽快恢复手臂功能；乘坐飞机、长途旅行或是处于高海拔地区时，应穿戴预防性弹力袖套。

母亲患乳腺癌，女儿一定会得乳腺癌吗？

母亲患乳腺癌时的年龄对女儿患乳腺癌的概率及发病年龄起重要作用。比如母亲在绝经前罹患乳腺癌，比绝经后患乳腺癌对女儿来说风险更大。有相关研究发现，母亲在 50 岁之前确诊乳腺癌的女性，其患上乳腺癌的风险是没有乳腺癌家族史女性的 1.7 倍；而母亲在 50 岁之后确诊乳腺癌的女性，其患上乳腺癌的风险是没有乳腺癌家族史女性的 1.4 倍。也就是说，患乳腺癌时的年龄越小，患者女儿患乳腺癌的风险越高。而且，女儿患上乳腺癌的年龄可能比母亲患乳腺癌时的年龄要更小。

6.

老人腹部手术围手术期常见问题

6.1 腹股沟疝围手术期常见问题

腹股沟疝老人日常如何预防疝脱出？

1.卧床休息

年老体弱或伴有其他严重疾病暂不能手术者，减少活动，多卧床休息；建议老人离床活动期间佩戴医用疝气带，避免腹腔内容物脱出而造成疝内容物嵌顿。

2.消除引起腹内压增高的因素

慢性咳嗽、腹水、便秘、排尿困难等可引起腹内压增高，若存在这些因素，暂不行手术者，应积极治疗原发病，控制症状，而后再择期手术。

3.养成良好的生活习惯

指导老人注意保暖，预防呼吸道感染；指导老人戒烟；养成良好的排便习惯，多饮水、多吃蔬菜等粗纤维食物，保持排便通畅；在活动时可使用疝气带压住疝环口。

腹股沟疝手术前有哪些特殊的治疗？

1.胃肠道准备

肠道准备包括：① 术前常规禁食 8~12 小时，禁水 4~6 小时。② 术前一般不限制饮食种类。普通消化道手术者，术前 1~2 天开始进流质饮食；有幽门梗阻的老人，需在术前洗胃；结直肠手术者，根据情况在术前一天及手术当天清晨行清洁灌肠或结肠灌洗，并于术前 2~3 天开始进流食、口服肠道抑菌药物，以减少术后并发感染的概率。③ 术前一般无须放置胃管，但消化道手术或某些特殊疾病（如急性弥漫性腹膜炎、急性胰腺炎等），应放置胃管。

2. 适应性训练

适应性训练如下：①指导老人床上使用便盆，以适应术后床上排尿和排便；②教会老人自行调整卧位和床上翻身，以适应术后体位的变化；③部分老人还应指导其进行手术体位训练。

3. 配血和补液

拟行大、中手术前，遵医嘱做好血型鉴定和交叉配血试验，备好一定数量的浓缩红细胞或血浆。凡有水、电解质及酸碱平衡失调，或贫血、低蛋白血症者，术前应予以纠正。

4. 预防感染

术前应采取措施增强老人的体质，及时处理已知感染灶，避免与其他感染者接触，严格遵循无菌技术原则，遵医嘱合理应用抗生素，以预防术后感染。

5. 呼吸道准备

（1）戒烟

吸烟者术前2周戒烟，防止呼吸道分泌物过多引起窒息。

（2）深呼吸运动

指导胸部手术老人进行腹式呼吸训练，具体方法是先用鼻子深吸气，尽量使腹部隆起，坚持3~5秒，呼气时缩唇，气体经口缓慢呼出。对腹部手术者，指导其进行胸式呼吸训练，胸式呼吸只是肋骨上下运动及胸部微微扩张，具体做法是先用鼻子深吸气，使胸部隆起，略微停顿，然后由口呼气。

（3）有效咳嗽

指导老人取坐位或半坐卧位，咳嗽时将双手交叉，手掌根部放在切口两侧，向切口方向按压，以保护伤口，先轻轻咳嗽几次，使痰松动，然后再深吸气后用力咳嗽，排出痰液。对于痰液黏稠老人，可采用雾化吸入，或服用药物使痰液稀薄，利于咳出。

6. 手术区皮肤准备

术前 1 天下午或晚上，清洁皮肤。手术区域若毛发细小，可不必剃毛；若毛发影响手术操作，手术前应予剃除。手术区皮肤准备范围至少包括切口半径 30cm 的区域。

术后需要注意什么？

1. 观察伤口是否有出血、肿胀、疼痛。

2. 观察术肢末端感觉、运动、颜色、温度等情况，是否有麻木、肿胀及疼痛的症状。

3. 保持伤口引流管妥善固定、管道通畅，避免受压、弯折；观察引流液的颜色、性状、量，正常引流液颜色为粉红色。

4. 大小便情况，如第一次排气、排便的时间等。

术后如何恢复饮食？

目前，越来越多的老人接受全麻腹腔镜腹股沟疝修补术，因术中未涉及胃肠道，所以不影响饮食。术后 6 小时可以进流食，术后第二天就可以正常吃饭了。

术后如何适当活动？

早期活动有利于增加肺活量、减少肺部并发症、改善血液循环、促进伤口愈合、预防深静脉血栓形成、促进肠蠕动恢复及减少尿潴留的发生。原则上应早期床上活动，争取在短期内下床活动。老人麻醉清醒后即可鼓励老人在床上做深呼吸、间歇翻身、四肢主动活动及被动活动等。活动时，固定好各导管，防跌倒，并予以协助。有特殊制动要求、休克、心力衰竭、严重感染、出血及极度衰弱的手术后老人，不宜早期活动。

术后什么时候能拆线？

缝线拆除时间：根据切口部位、局部血液供应情况和老人年龄、营养状况决定。一般头、面、颈部为术后 4~5 天拆除，下腹部、会阴部为术后 6~7 天拆除，胸部、上腹部、背部和臀部为术后 7~9 天拆除，四肢为术后 10~12 天（近关节处可适当延长）拆除，减张缝线为术后 14 天拆除，年老、营养不良者拆线时间适当延迟，切口较长者先间隔拆线，1~2 天后再将剩余缝线拆除。用可吸收缝线行美容缝合者可不拆线。

出院后老人应该注意什么？

1. 休息与活动

保证充足的睡眠，活动量按照循序渐进的原则，从少到多、从轻到重，若出现严重不适症状，应及时就医。

2. 康复锻炼

术后 3 个月内避免重体力劳动，劳逸结合，循序渐进。

3. 饮食与营养合理摄入

均衡饮食，避免辛辣刺激食物。

4. 用药指导

需继续治疗者，遵医嘱按时、按量服药，定期复查肝、肾功能。

5. 切口处理

切口拆线后用无菌纱布覆盖 1~2 天，以保护局部皮肤。

6. 定期复诊

一般手术后 1~3 个月门诊随访一次，以评估和了解康复过程及切口愈合情况。

6.2 结肠癌围手术期常见问题

结直肠癌是常见的恶性肿瘤，发病率和死亡率均呈上升趋势。国家癌症中心最新统计数据显示，我国结直肠癌新发病例数占所有新发恶性肿瘤的 9.9%。近 20 年，结肠癌在 41~65 岁人群发病率高，尤其是在大城市中，该人群发病率明显上升，且有结肠癌多于直肠癌的趋势。结肠癌的确切病因不清，可能与饮食、环境、遗传、精神等因素相关。结肠癌的临床症状因肿瘤的部位与病期而异，早期症状可不明显，进展期多有排便习惯和粪便形状改变、腹痛、腹部包块等，晚期还可能出现贫血、乏力、消瘦等。确诊结肠癌需通过电子结肠镜加活检病理。提高结肠癌治愈率的关键是早期诊断，并施以根治性手术为主的综合治疗。保持健康的生活方式，针对不同性别、年龄和不同遗传因素的人群进行健康体检、肿瘤筛查，处理癌前病变可有效降低其发病率和死亡率。

哪些老人属于结肠癌的高危人群？

结肠癌高危人群指有结直肠腺瘤病史、结直肠癌家族史和炎性肠病等的人群，具有较高的结肠癌发病潜能，应予以特别重视。对于高危人群，如有 2 个以上亲属确诊结直肠癌或进展期腺瘤（直径 ≥ 1cm，或伴绒毛状结构，或伴高级别上皮内瘤变）者，建议从 40 岁开始或比家族中最早确诊结直肠癌者的年龄提前 10 年开始，每 5 年进行 1 次结肠镜检查。对腺瘤性息肉综合征或致病突变基因携带者，建议每年行结肠镜检查。对于 Lynch 综合征家系中携带致病突变者，建议 20~25 岁开始结肠镜检查，每 2 年 1 次，直到 40 岁，然后每年一次结肠镜检查。

对于一般人群，指南建议 50~74 岁人群接受结肠癌的筛查。推荐每 5~10 年进行 1 次结肠镜检查，如筛查对象拒绝结肠镜检查，推荐进行高危因素问卷调查和免疫法粪便隐血试验检测，任一项阳性者需进一步行结肠镜检查。如无法行结肠镜检查，可考虑多靶点粪便 FITDNA 检测。但对 74 岁以上人群是否继续筛查尚存争议。

结肠癌手术方式主要有哪些？

结肠癌根治手术推荐遵循全结肠系膜切除原则，切除病灶部位及所属区域的淋巴结，达到根治和功能保护兼顾。对于手术技术，开腹手术是结肠癌外科治疗的基石，腹腔镜手术对大部分老人是一种安全且微创的选择，机器人手术则是进阶选择。首选的手术切除范围是相应结肠肠段的切除加区域淋巴结清扫。

1. 右半结肠癌根治术

适用于盲肠、升结肠、结肠肝曲的癌肿。对盲肠和升结肠癌，切除范围包括右半横结肠、升结肠、盲肠、以及长 15~20 cm 的回

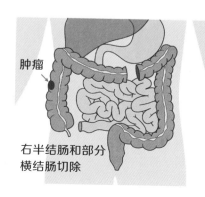

肿瘤

右半结肠和部分
横结肠切除

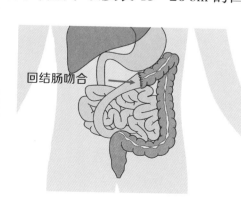

回结肠吻合

肠末段，并行回肠与横结肠吻合。对结肠肝曲癌肿，除上述范围外，视情况清扫胃网膜右动脉组的淋巴结。

2. 横结肠癌根治术

适用于横结肠癌。切除包括肝曲或脾曲的整个横结肠以及胃结肠韧带的淋巴结，并行升结肠和降结肠吻合。

3. 左半结肠癌根治术

适用于结肠脾曲和降结肠癌。切除包括横结肠左半、降结肠，并根据降结肠癌灶位置高低切除部分或全部乙状结肠，并行结肠间或结肠与直肠吻合。

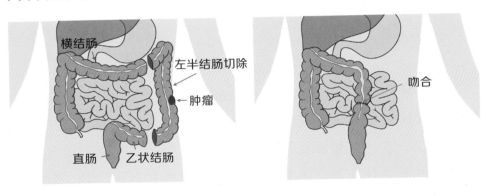

4. 乙状结肠癌根治术

根据乙状结肠的长短和肿瘤所在部位，分别采用切除整个乙状结肠和全部降结肠，或切除整个乙状结肠、部分降结肠和部分直肠，作结肠直肠吻合。

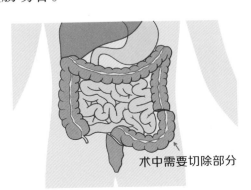

5. 全结肠切除术

适用于部分结肠多原发癌及部分遗传性结肠癌。切除范围包括右半结肠、横结肠、左半结肠及乙状结肠，并行回肠和直肠吻合。

术前准备老人要做些什么？

从全世界范围来看，每年 50% 新增结直肠肿瘤老人均为 70 岁以上，其中 25% 是 80 岁以上高龄老人。老人术前多有合并症，因而围手术期风险更高。高质量的围手术期管理能够加速结直肠肿瘤老人术后康复，改善预后。

结肠癌术前老人需要进行的一般准备包括戒烟、戒酒、改善全身状态、肠道准备以及心理准备等。首先，老人在术前要做好心理准备，需要了解自己为什么要做这个手术以及在手术后需要如何做康复等。其次，老人需要做心肺功能及营养储备，适当运动并戒烟，同时尽量保持饮食能量供给，但又不要产生过多的粪便。在进行结直肠癌手术之前，老人需要进行肠道准备，主要方式是口服泻药加机械性灌肠，目的是为了让肠道尽可能排空，以便手术顺利进行，也有助于减少术后感染的概率。另外，老人应积极配合医生进行术前常规检查，及时纠正低蛋白血症、贫血、糖尿病、高血压等，避免围手术期不良事件的发生。

老人在结肠癌术后需要关注哪些内容？

手术往往都存在一定的风险，在术后老人更易出现不同程度的反应。在做完结肠癌手术后，老人可能会出现切口疼痛、麻醉后不适等情况，还有可能发生坠积性肺炎、静脉血栓等。同时，在肿瘤切除后，有 15%～50% 的老人会出现严重并发症，包括吻合口瘘、感染、肠梗阻等。

此部分主要给老人普及在术后早期，涉及老人的活动、痛觉、腹胀及何时进食等问题。

1. 活动

结肠癌手术尤其是腹腔镜手术，术后第一天就可以下床活动。早期下床活动，可以促进胃肠功能恢复，改善肺功能促进咳嗽咳痰，减少肺部感染；促进双下肢血液循环，尤其是可以降低下肢血栓形成的风险，进而避免血栓脱落导致的各种风险。

2. 疼痛

术后疼痛对恢复是很不利的，因为疼痛的反射，心率加快，额外增加心脏负担；疼痛老人不愿咳嗽，痰不易咳出，增加肺部感染机会；不愿活动，胃肠功能恢复慢；休息不好，尤其影响晚上睡眠，对恢复很不利。所以，术后镇痛非常必要。

3. 腹胀

胃肠手术后腹胀是常见现象，主要是术中麻醉后胃肠功能恢复慢，胃肠内气体积存，不能排出体外而导致，胃肠功能恢复后多数可自行缓解。

4. 进食时间

在术前的肠道准备完全充分的情况下，结肠癌术后进食一般早于胃癌手术。如果术后恢复顺利，一般情况下可以术后第 2 天进水，第 3～4 天进流食，术后第 5～6 天可以出院。但是，也要具体情况具体分析，比如术前有肠梗阻，术前肠道准备不充分，术后进食就要晚些，一般 1 周后进食更安全。

结肠癌术后复查对老人的预后至关重要，需要复查哪些项目？

结肠癌术后需要复查的项目如下：

1. CEA、CA199 监测，每 3 个月一次，共 2 年；第 3~5 年，每 6 个月 1 次，5 年后每年一次。

2. 胸部、腹部及盆腔 CT 或 MRI，每 6 个月一次，共 2 年，然后每年 1 次，共 5 年。

3. 术后 1 年内行肠镜检查，如有异常，1 年内复查；如未见息肉，3 年内复查，然后每 5 年复查一次；随访发现结肠腺瘤均推荐切除。如术前肠镜未完成全结肠检查，建议术后 3~6 个月行肠镜检查。

4. PET-CT 不是常规推荐的检查项目，对已有或疑有复发及远处转移的老人，可考虑 PET-CT，以判断是否有复发、转移。

5. 如老人身体状况不能耐受抗肿瘤治疗，则不主张进行常规肿瘤随访。

应该如何预防结肠癌？

1. 保持健康的饮食习惯，合理和均衡膳食，减少红肉类及腌制品摄入，注重植物性饮食，增加粗粮、蔬菜、水果摄入，根据排便状况调整饮食，限制酒精饮料。

2. 保持健康的生活方式，积极锻炼，保持健康体重；养成良好作息时间；戒烟。

3. 减少环境致癌因素接触，如化学、物理、生物等致癌因素。

4. 注重自体健康管理，了解遗传、免疫、内分泌因素的促瘤作用。

5. 保持健康乐观心态与良好的社会精神状态。

什么情况下需要做永久性结肠造口？

直肠癌是最常见的消化道肿瘤之一，其中约 3/4 的病灶位置比较低，属于低位直肠癌。我国每年近 10 万老人接受低位直肠癌根治术，术后都需要做永久性结肠造口。直肠癌结肠造口术后，老人在心理、身体功能以及社会等许多方面均受到很大影响，需要家属和社会共同关注。

如何评估肠造口是否正常？

1. 活力
正常肠造口颜色呈鲜红色，有光泽且湿润。术后早期肠黏膜轻度水肿属正常现象，1 周左右水肿会消退。

2. 高度
肠造口一般高出皮肤表面 1~2 cm，利于排泄物进入造口袋内。

3. 形状与大小
肠造口多呈圆形或椭圆形，结肠造口一般比回肠造口直径大。

如何使用和更换造口袋？

1. 佩戴造口袋
于手术当日或术后 2~3 天开放肠造口后即可佩戴造口袋。一件式造口袋的底盘与便袋不可分离，使用时只需将底盘直接粘贴于造口周围皮肤上即可，但清洁造口时不方便；两件式造口袋的底盘与便袋可分离，使用过程中便袋可随时取下进行清洗。当造口袋内充满 1/3~1/2 的排泄物时，应及时倾倒，以防因重力牵拉而影响造口底盘的粘贴。

2. 更换造口袋的步骤

（1）取下造口袋

用一只手按住皮肤，一只手由上而下揭除造口底盘（动作轻柔，以免损伤皮肤）。

（2）清洁造口

用生理盐水或温水由外向内清洁周围皮肤及造口黏膜，再用干的、清洁、柔软的毛巾、纱布或纸巾蘸干，观察造口及周围皮肤情况。

（3）测量造口

用量尺测量造口基底部的大小，若造口为圆形则测量直径，椭圆形则测量最宽处和最窄处，不规则的用图形来表示。

（4）裁剪底盘开口

按测量结果将底盘开口裁剪至合适大小，直径大于造口基底部 1~2 mm。

（5）粘贴底盘

揭除粘贴保护纸，底盘开口正对造口由下而上贴底盘，轻压内侧周围，再由内向外轻轻加压，使其与皮肤粘贴紧密。

肠造口老人饮食指导

1. 宜进食高热量、高蛋白、富含维生素的少渣食物。

2. 食用过多膳食纤维，可能会引起粪便干结和排便困难，甚至出现肠梗阻，故应适量进食。

3. 洋葱、大蒜、豆类、山芋等可产生刺激性气味或胀气，不宜过多食用。

4. 少吃辛辣刺激食物，多饮水。

造口及造口周围皮肤常见并发症的护理

1. 造口出血

多由于肠造口黏膜与皮肤连接处的毛细血管及小静脉出血，或肠系膜小动脉未结扎或结扎线脱落所致。出血量少时，可用棉球和纱布稍加压迫；出血较多时，用云南白药粉外敷并尽快就医。

2. 造口缺血／坏死

多由于造口血运不良、张力过大引起。术后密切观察肠造口的颜色并解除一切可能对肠造口产生压迫的因素。遵医嘱去除肠造口周围碘仿纱布，或将缺血区域缝线拆除 1~2 针，并观察血运恢复情况。若造口局部缺血／坏死范围 <2/3，可在缺血／坏死黏膜上涂洒造口保护粉；若造口缺血／坏死范围 ≥2/3 或完全坏死，应及时就医。

3. 造口狭窄

由于造口周围瘢痕挛缩，可引起造口狭窄。观察老人是否出现腹痛、腹胀、恶心、呕吐、停止排气和排便等肠梗阻症状并进行造口探查。若老人示指难以伸入造口，指导老人减少不溶性纤维摄入、增加液体摄入量，可使用粪便软化剂或暂时性使用扩肛药物；小指无法伸入造口时，应报告医师。

4. 造口回缩

可能是造口肠段系膜牵拉回缩、造口感染等因素所致。轻度回缩时，可用凸面底盘并佩戴造口腰带或造口腹带固定。

5. 造口周围皮肤损伤

根据造口周围皮肤损伤的部位、颜色、程度、范围、渗液情况等判断损伤的类型并予以处理。①若为潮湿相关性皮肤损伤，可使用无刺激皮肤保护膜、造口保护粉或水胶体敷料，必要时涂抹防漏膏／条或防漏贴环等；②若为过敏性接触性皮炎，应停止使用含过敏原的造口护理用品，遵医嘱局部用药；③若为黏胶相关性皮肤损伤，宜选择无胶带封边的造口底盘；④若为压力性损伤，应去除压力源并根据情况使用伤口敷料。

6.3 胃部手术围手术期常见问题

老人应该了解的胃癌相关"知识点"

2020年全球癌症统计数据显示，消化系统癌症的发病率和死亡率均位居第一。在我国，消化道癌症的发病率和死亡率不断升高，其中胃癌的发病率位于世界首位。胃癌在我国消化道恶性肿瘤中占第二位，好发年龄在50岁以上，男女发病率之比约为2∶1。胃癌的临床表现并不典型，非特异性的消化道症状如上腹部不适、进食后饱胀、恶心等最常见，易被忽视。随病情发展，可出现消瘦、体重减轻等消耗症状。早期诊断是提高胃癌治愈率的关键，最有效的检查方式是胃镜检查。根据癌组织浸润的程度不同，胃癌分为早期胃癌和进展期胃癌。胃癌的治疗是以手术为主的综合治疗。

胃癌的主要病因有哪些？

胃癌的病因目前尚不明确，但可能与下列因素有关：

1. 地域环境因素

我国西北与东部发病率高于南方地区；日本及东南亚发病率高，欧美国家低。

2. 饮食生活因素

长期食用熏烤、盐腌食品的人群发病率高；缺乏新鲜蔬菜与水果也与发病有一定关系。另外，吸烟者的胃癌发病风险较不吸烟者高 50%。

3. 幽门螺杆菌感染

幽门螺杆菌感染是引发胃癌的主要因素之一。

4. 慢性疾病和癌前病变

易发生胃癌的胃疾病包括胃息肉、慢性萎缩性胃炎及胃部分切除后的残胃。

5. 遗传性胃癌老人

有血缘关系的亲属其胃癌发病率较对照组高 4 倍。

胃癌的外科治疗

胃癌的治疗应当采取综合治疗的原则，即根据肿瘤病理学类型及临床分期，结合老人的一般状况和器官功能状态，采取多学科综合治疗模式，达到根治或最大幅度控制肿瘤、延长老人生存期、改善生活质量的目的。早期胃癌且无淋巴结转移证据，可根据肿瘤侵犯深度，考虑内镜下治疗或手术治疗，术后无须辅助放疗或化疗；局部进展期胃癌或伴有淋巴结转移的早期胃癌，应当采取以手术为主的综合治疗。复发 / 转移性胃癌应当采取以药物治疗为主的综合治疗手段。在此，为老人介绍胃癌手术治疗部分的相关内容。

手术切除是胃癌的主要治疗手段，也是目前治愈胃癌的唯一方法。胃癌手术分为根治性手术与非根治性手术。

1. 根治性手术

标准手术是以根治为目的，要求必须切除 2/3 以上的胃，并且进行淋巴结清扫。

2. 非根治性手术

主要包括姑息手术和减瘤手术。对于不同部位的胃癌，胃的切除范围也是不同的。位于胃下部癌进行远端胃切除术或全胃切除术，位于胃体部癌进行全胃切除术，位于胃食管结合部癌进行近侧胃切除术或者全胃切除术。同时，不同的胃切除方式，对应着不同的消化道重建方式。

老人在胃癌围手术期的注意事项

胃癌手术创伤较大，老人恢复期长，并发症风险较高，因此术前需进行充分的准备。

首先，营养支持准备。胃癌老人多伴营养不良，术前接受营养支持治疗能保证老人有更好的手术耐受能力和促进术后恢复。

其次，胃肠道准备。老人术前需进行流质饮食、肠道清洁，以及提前口服抗生素进行肠道消炎；吸烟的老人需戒烟 2 周以上并进行肺功能锻炼。

最后，还应做好充分心理准备以迎接手术。另外，老人术前应常规检测心、肺、肝、肾等器官功能，遵医嘱采用药物及其他治疗方式改善功能或择期手术，以降低围手术期风险。

对于胃癌术后的并发症，老人应当积极预防、及时诊疗。胃癌术后并发症主要包括以下内容：

1. 胃瘫

这是一种与胃肠道激素分泌有关的功能性疾病。一旦确诊应改善饮食习惯，少食多餐，以软食为主，不能进食辛辣刺激、高脂肪高胆固醇食物，必要时药物治疗；预防此并发症，可在术后早期多下床活动，适当服用促胃动力药物，纠正不良饮食习惯等。

2. 倾倒综合征

多见于胃大部分切除手术，主要表现为进食后心慌、出汗、乏力等症状，还可伴恶心、呕吐、血压下降等。此时需要对症治疗，如少食多餐、餐后平卧 15 分钟等，必要时行药物或手术治疗。术后尽量吃易消化的固体食物、少食多餐，避免甜食、过热的流质食物，餐后平卧等可预防其发生。

3. 吻合口瘘

这是一种较为严重的并发症，需根据情况选择引流或手术治疗。术前和术后要加强营养，术后以流质饮食为主，以预防其发生。

4. 术后顽固性呃逆

多为暂时性，可自行缓解，如持续超 48 小时，则属于顽固性呃逆，可根据病情程度选择适当治疗方式。预防此并发症可尝试细嚼慢咽、避免进食产气的食物或饮料。

5. 十二指肠残端瘘

当老人术后突然出现上腹压痛、肌紧张、持续发热、全身感染中毒症状，需考虑十二指肠瘘的可能，应根据病情选择适当术式。

老人术后需注意什么？老人如何预防胃癌？

肿瘤的复发和转移直接影响老人的生存期。通常术后 2 年内，每三个月复查一次，复查内容包括血常规、生化检查、肿瘤标志物、胸片、超声，必要时可行腹部增强 CT 及内镜检查。术后 2~5 年，可每半年复查一次；5 年后可每年复查一次，终身随诊。

胃癌生存者健康行为如下：

1. 终身保持健康的体重，特别是在胃癌术后，应定期监测体重，鼓励少食多餐，必要时接受营养师的个体化指导。

2. 重视植物来源的健康饮食，根据后遗症状按需调整饮食。

3. 采取健康的生活方式，适当参与体力活动，尽量每日进行至少 30 分钟的中等强度的活动。

4. 戒烟限酒。

个人预防措施可以围绕胃癌的高危因素进行。如明确有幽门螺杆菌感染的老人需通过合理应用药物根治幽门螺杆菌，并进行分餐制。另外，改善不良生活习惯，如减少盐的摄入、进食不要太快和过饱、增加蔬菜水果的摄入、戒烟限酒等。

6.4　肝胆胰脾手术围手术期常见问题指导

经内镜逆行性胰胆管造影是做什么用的？

经内镜逆行性胰胆管造影即 ERCP，是重要的检查手段，对于胆管下段，无论是结石、炎症还是肿瘤，均具有较重要的诊断价值。另外，ERCP 可治疗胆管下段疾病，如老人胆管结石，胆道手术后胆瘘、狭窄，以及晚期胆管癌无法手术时，可通过 ERCP 放置支架，治疗胆道疾病。

但 ERCP 属于有创性操作，在操作过程中，可能出现局部出血、穿孔，尤其是十二指肠穿孔，是较严重的并发症，逆行性感染也容易引起胰腺炎。对于老人而言，要慎重选择 ERCP。

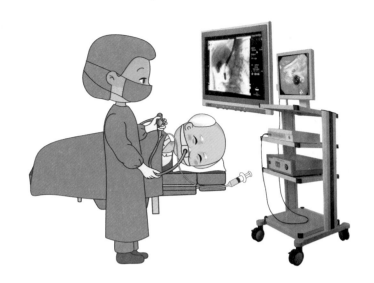

1. 穿孔

ERCP 术后常见的严重并发症，首先就是十二指肠的黏膜损伤甚至穿孔。在十二指肠这个很狭小的部位做取石或者植入支架，或者是活检等的操作，内镜本身对消化道会有磨损等物理性伤害，会导致老人有局部的黏膜损伤或穿孔。穿孔会导致上腹疼痛等症状，常需住院治疗。

2. 感染

同时，在十二指肠乳头也好，胆道也好，进行各种器械的操作会导致或者是加重胆道或胆囊的感染，老人会出现发热等不适症状。

3. 出血

取石一般会造成出血。少量出血影响不大，大量出血会引起血压降低甚至休克等。出血也与老人的自身因素有关系，如果老人长期服用一些非甾体类抗炎药（如阿司匹林、布洛芬等），或者是其他镇痛药，在切开扩张的时候，出血风险就比较高。小的出血通过内科治疗，就可以止血。如果内科治疗无效要及时地进行介入治疗，甚至外科手术治疗。

4. 急性胰腺炎

ERCP 术后急性胰腺炎的发生也是临床上非常常见的，同时也是需要重点关注的。这主要是由于在胰胆管内注射造影剂，导致胰胆管压力改变，另外胆管操作的时候难免影响到胰管，发生胰腺炎。老人会出现腹痛、淀粉酶升高等表现，应尽快处置。ERCP 并发症引起的胰腺炎大多数属于轻症很快能治好。重型的胰腺炎，经积极治疗 7~10 天都可以得到有效控制。

5. 其他

ERCP 除了会出现局部出血、穿孔、胰腺炎、胆道逆行感染等并发症之外，也可能出现取结石失败等情况，这时应重新评估病情制订有效的治疗方案。对于远期并发症而言，主要与胆汁逆行感染相关，包括结石复发，甚至有增加胆管癌变的风险。

肝癌手术治疗效果如何？

原发性肝癌是我国常见的恶性肿瘤之一。过去一般自然病程为 3~6 个月，被称为"癌中之王"，严重威胁着人们的身体健康。肝癌的手术治疗是目前最常用的方法之一，其效果如何是老人及其家属非常关心的问题。那么，肝癌手术的效果到底如何呢？也就是老人最关心的手术后能活多久？

总体而言，术后生存时间不能一概而论，与老人身体状况相关。首先需要根据老人的病情去分析，早期肝癌老人做根治性切除后会获得良好的长期预后。对于中晚期肝癌，肿瘤巨大，如果手术无法做根治性切除，老人的预后不良，存活的时间会相对较短。

对肝癌的预后主要取决于能否早期诊断及早期治疗。目前，肝癌切除术后 5 年总体生存率为 30%~50%，其中小肝癌切除后 5 年生存率为 50%~60%。

总之，肝癌的预后主要取决于是否早期诊断及早期治疗。体积小、包膜完整、尚未形成癌栓及转移、肝硬化程度较轻、免疫状态尚好且手术切除彻底者预后较好。中、晚期肝癌如经积极综合治疗也能明显延长其生存时间。

肝癌术后要注意什么？

肝癌老人手术成功就可以了吗？

术后给予综合防治策略才是关键！

肝癌即使获得根治性切除，5 年内仍有 60%~70% 的老人会出现转移复发。肝癌术后复发概率与多种因素相关，与肿瘤大小、位置、肿瘤自身特性关系最为密切，比如肿瘤恶性程度高，复发概率高，肿瘤离大血管越近或者侵犯血管越多，复发概率越高。肝癌术后复发概率还与术者经验有关，如果术者注意术中的无瘤操作，注意不要挤压肿瘤，术后复发概率相对较小。手术做得越顺利，出血越少，肿瘤复发概率就越小。术后按医嘱随访检测甲胎蛋白及超声波检查等，以及时发现肝癌的复发和转移。

另外，手术的预后是由老人术后依从性、老人的心态等多种因素决定的。很多老人手术后依从性不好，没有定期来医院复查，或没有进行后续的必要治疗，导致肿瘤复发或转移等，都会影响老人远期预后，即决定老人能生存多长时间。

另外，手术治疗仅是一种局部治疗手段，而肝癌则是全身性疾病。因此，对于肝癌老人经手术治疗后，还应配合其他疗法进行综合治疗，以提高老人的长期生存率。尤其对确诊时已是中晚期的老人，更应积极配合治疗，术后采用化疗、靶向治疗、放射治疗、生物治疗、中药治疗等方案，日常还要做好营养保健的护理与饮食调理，有的肝癌老人还可以通过上述治疗为再次手术创造条件。如此多种方案综合实施，可提高肝癌的综合疗效。

因此，肿瘤能够切除的老人，一旦手术切除后，联合规范的辅助治疗，在术后可获得较大收益，延长生存期。

发现肝血管瘤，必须手术切除吗？

肝血管瘤是比较常见的肝脏良性肿瘤，对于肝血管瘤直径小于 5 cm 且没有明显临床症状老人，建议定期随访，暂不做处理。若临床症状较明显，血管瘤直径大于 10 cm，且瘤体进行性增大的老人，同时没有手术禁忌证者，建议选择手术切除。

肝脏手术前一天，老人及家属要做什么准备工作？

1. 肝胆外科手术在腹部外科手术中难度较大、风险较高，老人难免会有恐惧、紧张和焦虑的情绪。老人应放松身心，以积极的心态配合手术及术后治疗，如果术前一天过于紧张可以告诉医生，根据老人情况给予适量助眠药物。

2. 为了保证术中心肺功能，术前 2 周的戒烟是十分必要的，此外，老人还要学会正确地咳嗽、咳痰，提高排痰效率。

3. 术前 12 小时开始禁食，术前 6 小时禁止饮水。

4. 涉及胃肠道手术需清洗肠道，护士在术前一天会为老人进行灌肠或使用导泻药物。

手术切除肝血管瘤以后，该注意些什么？

1. 注意休息，减少活动量，以减轻肝脏的负荷。

2. 戒烟戒酒，饮食清淡，不吃发霉变质或刺激性较大的食物，少吃熏、烤、腌泡、油炸的食物。

3. 保持心情舒畅，切忌大怒、暴怒。

4. 尽量减少服用不必要的药物，因为药物对肝有一定的损害。

肝脏切除后会影响寿命吗？

对于肝脏切除的老人，首先要明确是什么原因而进行的肝脏切除术。如果是因为肝血管瘤、胆管结石这类肝脏的良性疾病，经肝脏切除手术之后的肝细胞慢慢生长进行代偿，术后 3 个月左右肝脏就能恢复到原来的大小、状态，一般不会影响寿命。但如果是肝脏的原发性、肿瘤性疾病，手术之后还需要进行其他后续治疗，需要根据老人的疾病程度及老人自身的体质来决定术后的生存状态。

肝脏术后有哪些观察要点需要注意呢？

1. 体温

观察体温变化是判断有无感染最直观的指标。当老人体温超过 37.5 ℃时，及时报告医护人员。当然，术后 3 天内老人可能会出现吸收热，因此这一阶段老人体温升高也不必过于担心，一般情况下 3 天后往往能正常恢复。

2. 出血

切口出血是外科手术非常常见的现象，老人在做翻身、坐起、下地等动作时都可能会牵扯到切口皮肤。

3. 腹胀、腹痛

腹胀、腹痛是腹部手术围手术期中常见的现象，通常情况下是切口处疼痛。以前我们常说："疼了忍一忍就好了，用太多止疼药会耐受的。"这种观点是错误的。切口疼痛可能是由于感染、切口缝合开裂或其他原因导致的，忍受疼痛不仅会影响休息和睡眠，甚至可能影响手术愈合，耽误康复进程。

4. 排气

排气通俗地讲就是"放屁"。术后排气是肠道功能恢复的关键指标，手术当天开始护士查房过程中会经常询问老人是否已经排气。对已经排气的老人，医生可根据肠道功能恢复情况开具饮食医嘱，老人遵医嘱进餐。

5. 切口引流管情况

有些腹部手术后，医生会在老人体内留置引流管，老人可以观察引流液的颜色、性状、是否通畅。当然，不同手术留置引流管数量和观察要点不同，具体细节会在具体手术中展开。

肝脏手术出院后该怎么吃才健康呢？

1. 宜清淡饮食，避免生、冷、硬、辛辣、酒等刺激性食物，多食蔬菜及水果，少食胀气及油脂食物。

2. 多吃高蛋白的食物，如含优质蛋白质的鱼类、瘦肉、禽蛋、牛奶及豆制品等。

3. 补充热能，每天除米饭外，宜增加牛奶、甜点心、鸡蛋、水果等，补充足够的热量。

4. 进食高维生素食物，如蔬菜、水果富含维生素 C；黄豆芽、绿豆芽、花生、各种豆类、鲜果富含 B 族维生素。

5. 进低脂肪的食物，少盐少油，禁食肥肉、动物脑类、巧克力等。

6. 忌油炸和刺激性食物，如尖椒、芥末、咖啡、浓茶，少吃易产气食物（如白薯、干豆、汽水等），多吃新鲜蔬菜和水果；嘱老人禁烟、禁酒。

7. 肝硬化门静脉高压者宜吃软食（如面条、稀饭，菜和肉应切碎、煮烂），每天应少量多餐忌吃多刺及粗硬食物（如油炸花生米、坚果、较硬的食物、带刺的鱼肉、带小骨头的肉食，甚至牛肉干、粗渣水果等）。

8. 有腹水者，根据程度进低盐饮食，禁食腌制食品，如咸菜、皮蛋、火腿等。

9. 饮食应多样化，勿偏食。定时定量，术后短期内可每日 6~8 餐，至术后 6 个月后可逐步恢复每日三餐，一年后可接近正常饮食。

肝脏术后日常生活中需要注意些什么呢？

1. 养成定时排便的习惯，保持大便通畅，必要时可以用缓泻剂，以防曲张静脉破裂出血，并观察有无黑便、血便，发现异常及时门诊或急诊就医。

2. 如有腹痛、反酸、嗳气甚至恶心、呕吐者，应及早就医治疗。

3. 带管出院的老人要妥善固定引流管，保持管道通畅和清洁，如有异常须及时就医。

4. 出院后 2 周内不要泡澡，一期愈合的切口 1 个月后可以淋浴，避免在切口处用刺激性强的肥皂或浴液，若发现伤口红肿、疼痛、有炎性分泌物，应及时到医院就诊。

5. 避免右上腹受到意外创伤或外来暴力撞击。

胆总管切开取石术后带着引流管回家，
该注意哪些问题呢？

胆总管切开取石术后，老人体内通常会留置一根引流管，此引流管叫作 T 管，在 T 管留置期间，生活上需要老人注意以下方面：

1. 穿宽松柔软的衣服,妥善固定好管路,防止牵拉脱落。

2. 保持 T 管引流通畅,引流管不能扭曲受压,平卧时引流管应低于腋中线,站立或活动时引流袋应低于切口以下,防止引流液逆流感染。

3. 每日早晨倾倒引流液,注意观察胆汁的颜色,正常胆汁为深黄色的透明液体。记录引流液的量及性状。

4. 居家期间若出现腹胀、黄疸、食欲下降,寒战高热、腹痛、反射性腹肌紧张,提示有感染或胆汁渗漏的可能,应及时就医。

5. 留置 T 管对日常活动影响不大,做饭、打扫卫生、下棋、打太极等都可以正常进行,避免一些剧烈的运动即可。

6. 饮食上避免辛辣刺激油腻的食物,尽量选择清淡易消化的。

如果 T 管意外脱落,该怎么办?

若引流管不小心意外脱落,切勿慌张,应立即用无菌纱布覆盖住置管口并立即就医。

带着 T 管可以洗澡吗?

带管期间,老人应尽量避免盆浴,可淋浴。淋浴时可用塑料薄膜覆盖引流管口周围 10 cm 的皮肤,防止洗澡水浸入引流管口引起感染。要随时注意观察引流管周围的皮肤,如有胆汁侵蚀,可涂抹氧化锌软膏保护局部皮肤。

胆囊息肉是什么?

胆囊息肉是普外科常见疾病之一,随着医学影像学的发展与检验技术的提高，胆囊息肉的检出率越来越高。病理上可分为肿瘤性息肉和非肿瘤性息肉。肿瘤性息肉包括：腺瘤、腺癌、血管瘤、脂肪瘤、平滑肌瘤、神经纤维瘤等；非肿瘤性息肉包括：胆固醇息肉、炎性息肉、腺肌性增生等。虽然胆囊息肉多为良性病变，但仍存在一定的癌变风险，目前已知的危险因素包括年龄、性别、吸烟、肥胖及高脂血症等。由于术前难以确诊病变性质，故统称为"胆囊息肉样病变"。

胆囊息肉有哪些临床症状？

胆囊息肉样病变常无特殊临床表现，部分患病老人有右上腹部疼痛或不适，偶尔有恶心、呕吐、食欲减退等消化道症状；极个别患病老人可出现阻塞性黄疸、无结石性胆囊炎、胆道出血等。

胆囊息肉都需要手术治疗吗？

胆囊息肉可能单发，也可能多发，胆囊息肉的数量会影响治疗方式及效果。单一的胆囊息肉多发生于女性或者是高密度脂蛋白水平偏高和甘油三酯偏低的老人中，而多发的胆囊息肉多发生于有高胆固醇血症的老人。胆囊息肉的直径是另一个影响治疗方式的重要因素，多项研究均认为，胆囊息肉的直径大于 1 cm 容易发生癌变。研究发现，胆囊息肉的直径是胆囊息肉发生癌变的独立危险因素。

胆囊息肉一般症状轻微，甚至无症状，不易被人们发现，仅在偶然的 B 超检查时被发现。

并非所有的胆囊息肉都需要立刻手术。

第一，没有任何症状，但是当息肉有逐渐增大的趋势或者息肉直径超过了 1 cm，或者为单发的病变或者是息肉基底部宽大，或生长的息肉胆囊壁局部增厚，或息肉位于胆囊靠近肝脏或靠近胆囊出口的位置，或者合并有胆囊结石等，应该考虑手术治疗。

第二，没有明显的症状，在排除精神因素、胃十二指肠以及其他胆道疾病后可以行手术治疗。

第三，因胆囊息肉而背负沉重思想负担影响正常生活和工作的，也可进行手术治疗。

第四，如有胆囊多发性息肉病变且伴有胆囊结石的症状，且年龄大于 50 岁的要接受手术治疗，或者在彩超检查显示有丰富血供提示为恶性新生物的也需要进行手术治疗。

第五，胆囊息肉的直径大于 1 cm，则应该接受手术治疗。对于息肉直径小于 1 cm、多个、有蒂的胆囊息肉，提示病变为假瘤性息肉可能性大，以腹腔镜胆囊切除术为首选。对于息肉直径大于 1 cm，又具有胆囊息肉恶变的危险因素老人，提示为肿瘤性息肉，应行常规开腹胆囊切除术。术中常规行冰冻切片，以明确病理类别。如为癌性息肉，肿瘤局限于黏膜时可行单纯胆囊切除术；一旦肿瘤侵及肌层，就需要行扩大切除术，包括胆囊床肝脏楔形切除，淋巴结清扫。

如果没有以上的情况可暂不手术，建议每 3~6 个月复查一次 B 超。如果发现了胆囊息肉还应该去正规医院的肝胆外科就诊，根据医生的建议进一步治疗。

胆囊切除是临床非常常见的手术方式之一。一般来说，胆囊切除后，对身体影响不太大。胆囊的作用就是储存胆汁，当进食后，胆囊收缩，把胆汁排出去，帮助食物内的脂肪吸收。胆囊切除后，可能在短时间内有点腹泻，半年左右以后，胆总管会代谢性扩张，起到储存胆汁的作用，也就不会腹泻了。

胆囊结石术后需要注意哪些问题？

胆囊结石现在一般常规做胆囊切除手术，在手术后早期有一些方面需要注意：①在术后 6 个小时麻醉反应消退以后，要早期下地活动。6 个小时以后可以开始尝试喝一些水；如果没有反应，可以开始吃低脂的半流食，比如喝些粥；如果没有反应，可以逐步增加进食量。②在术后的头几天，要尽量吃得清淡，清淡的饮食有助于消化，不会出现消化不良的状况。随着时间的延长，可以逐渐增加含脂类食物的量，逐渐恢复到正常饮食。另外，在术后早期伤口还没有完全愈合，在活动的时候可能有一些疼痛，如果疼痛不是很明显，可以自己忍一忍；如果疼痛严重，可以用止痛药。在术后 1 个月，可以开始平时锻炼身体的一些运动。有少数老人术后消化不良的情况还是挺明显的，这种情况可以通过口服促进胆汁分泌、促进消化的药物缓解。绝大部分老人在术后 3~6 个月，逐渐能够适应切除胆囊的状态。还有少数老人在胆囊切除术以后，会出现胆道功能紊乱的情况。一旦出现这种情况，需要到医院找医生进行详细的检查，在排除了其他问题以后，可以服用调节胆道功能的药物促进症状的缓解。以上就是胆囊结石手术以后，一些主要的注意事项。

目前，胆囊切除手术常采用腹腔镜胆囊切除术，术中会应用生物夹来夹闭胆囊动脉和胆囊管，这些生物夹没有磁性，且术后会被人体主动吸收，不会影响磁共振等检查。

胆囊切除术后的引流管，需要注意哪些问题？

一般行胆囊切除术后，医生会在老人体内放置一根引流管，是为了将多余胆汁从体内引流出来。老人和家人轻易不要动这根管子，注意观察腹腔引流管内引流液的颜色和性状，如果引流管堵塞或颜色突然有变化，应及时报告医护人员。在翻身和下地活动时，要注意不要弯折管子，不轻易拖拽、牵拉管子，如果引流管有脱落现象应及时报告医护人员，切记不要自己插回，以免造成感染。

手术后翻身受限制吗？多久能下地活动？

1. 手术之后因为老人体内会留置引流管，所以有些术后的老人会不敢翻身。其实术后卧床期间适当翻身，益处多多。比如勤翻身能促进胃肠蠕动，预防腹胀；能促进血液循环，防止下肢静脉血栓的形成；还可以预防压疮，加速康复。

2. 手术当天老人可在床上适当活动，术后 2~3 日老人可根据自身体力下床活动，活动时遵循三个 3 分钟原则，即床上坐起 3 分钟，床边坐双腿自然下垂 3 分钟，慢慢站起 3 分钟。

胆囊手术后多久才可以开始喝水和吃饭？

一般术后 6~8 小时老人可喝少量水，当天一般不吃饭。护士会在查房过程中询问老人是否已经排气，也就是我们常说的"放屁"，如果已经排气，说明肠道功能已恢复，排气后先逐次小口喝水，以不引起呛咳为度，若无腹部不适感，则逐步进流食至半流质饮食，比如粥、面条、面片等。在术后 2~3 天，可以恢复同术前基本正常的饮食，但应避免进食辛辣、刺激性食物并禁止饮酒。

胆囊手术后的饮食，该注意哪些方面呢？

1. 控制进食总量，适当减轻体重。每餐吃七分饱，尤其是晚餐，不宜吃过多。保持体重在理想范围内，超重和肥胖的老人应适当减肥。

2. 减少脂肪和胆固醇的摄入。术后的 2~3 个月，食物尽量以易消化的为主，比如粥、面条、面包、豆腐、瘦肉等，烹调食物以炖、蒸、煮为宜，不吃肥肉、油炸食物、动物内脏等食物。

3. 多补充优质蛋白质，比如鱼、虾、豆制品等。

4. 多吃粗粮和蔬果，戒除烟酒及辛辣等刺激性强的食物。

胆囊切除术后出现腹泻怎么办？

很大一部分老人在胆囊切除术后会出现腹泻的现象，这是由于术后机体还未完成自我调节与恢复。胆囊对于营养物质有很重要的消化作用，胆囊切除以后身体不能很好地吸收进食的营养物质，就会出现腹泻。如果在术后一段时间内出现腹泻，要注意调整饮食习惯，尽量进食清淡食物，少吃脂类物质，比如油炸花生米这类易刺激肠道出现过多胆汁的食物，以免引起脂肪性腹泻，同时也可以遵医嘱口服药物来缓解肠道不适。过度劳累、情绪波动大也会引起腹泻。因此，注意情绪调节、积极参加体育锻炼、保持好的身体状态，也能减少术后腹泻的发生。

胰十二指肠切除术后该怎样注意饮食？

胰十二指肠切除术后的老人，由于胰腺外分泌功能的减退及消化道重建，需要较长时间的适应，建议老人术后 1~3 个月主要以半流食为主，少量多餐（每天 6~8 餐），自我感觉七八成饱即可，逐渐恢复至术前饮食习惯。整个过程宁慢勿快。

胰十二指肠切除手术之后该如何选择食物？

1. 术后恢复时期需要大量的能量来补充体力和自身修复。老人术后应以高蛋白、高维生素的食物为术后主要饮食。

2. 术后 1 个月内以鱼、虾、蛋类为主（这些食材含有丰富的蛋白质，而且易于肠道吸收），逐渐尝试鸡、鸭、鸽子等家禽。

3. 蔬菜类宜选用绿叶蔬菜、瓜类和西红柿，避免进食绿豆芽、韭菜等易梗阻的食物，不宜进食萝卜等易胀气的食物。

4. 术后早期可进食苹果、香蕉等属性温和的水果，术后一个月可尝试多种水果。

5. 少食油腻，但不提倡不用油，脂肪类的食物有助于脂溶性维生素的吸收，而且可以增加食物的可口程度，不应严加控制。在口味方面应该稍重一些（多加些食用盐），即便是术前有高血压的老人，术后也应该适当加重口味，保证体内盐分。

脾脏切除后生活上该注意什么？

脾脏是外周免疫器官之一，是人体最大的淋巴器官，它可以制造免疫球蛋白，发挥免疫作用。脾脏切除术后，老人应注意休息、补充营养、避免感染、避免血栓形成。具体需要注意以下几个方面：

1. 术后要注意休息、补充营养。多吃富含优质蛋白的食物，如瘦肉、蛋、鸡、鱼、乳品、豆制品等。

2.要注意切口护理，防止感染。脾脏切除术后要注意切口的换药、消毒，尽量避免碰水。另外，在日常生活中要注意防止感染，避免过度劳累、着凉，以免出现呼吸道感染。注意饮食卫生、个人卫生、适当锻炼等。

3.预防血栓形成也是至关重要的。脾脏切除术后，机体内血小板含量会上升，导致机体处于高凝状态，很容易形成静脉血栓，所以术后应该密切监测血小板，必要时服用抗血小板药物。

4.脾脏切除术后早期一定要定期随访。检查血常规，观察血小板数值的变化，根据血小板数值的变化，决定是否需要加用抗血小板聚集的药物治疗。

脾脏切除了，是不是就没有免疫力了？

脾脏是人体的免疫器官，但不是唯一的免疫器官，随着年龄增长，脾脏免疫功能也会逐渐消退，因此脾脏手术切除以后，老人并不会因为缺失脾脏而影响预期寿命。通过一段时间的调整，机体免疫功能能得到一定恢复，它的部分免疫功能会被其他免疫器官替代。所以老人可不必过分担心。

术后多久可以进行体育锻炼呢？

术后1周老人可以恢复日常生活，可以适当地慢走散步。术后1~3个月，避免剧烈运动、负重等行为。术后3个月可根据老人体力，适当进行一些稍微剧烈的锻炼，如快跑等，老人及照护者应严密观察老人的状态，如有不适、应及时休息甚至就医。

老人盆腔手术围手术期常见问题

7.1 泌尿系统围手术期常见问题

上年纪了，解小便困难，夜尿次数多，
是怎么回事？怎么根治？

随着年龄的增长，大部分老年男性常常会出现尿频、尿急、夜尿多的症状，也有的人会有排尿困难、尿线细、尿等待、尿不尽等，这可能是前列腺增生导致的，症状严重的往往吃药效果不好，需要手术治疗。

前列腺增生是怎么回事？打个形象的比方：膀胱与前列腺的位置好比一个倒着放的葫芦，大的一端是膀胱，小的一端是前列腺，葫芦顶端的"柄"相当于从前列腺中间穿出的尿道。老年男性增生的前列腺好比是橘子，橘子中央好比是尿道，也就是下图中"葫芦柄"的位置，可以把橘子瓣看作是前列腺腺体，增生的腺体会压迫中间的尿道，发生尿路梗阻，从而出现解小便困难的情况。

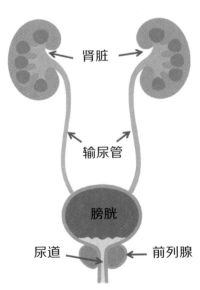

肾脏

输尿管

膀胱

尿道　前列腺

由于前列腺的增生使其中间的尿道梗阻，手术则是将导致尿道梗阻的前列腺增生组织切除，这是解除尿路梗阻的根本方法。橘皮好比是被增生的前列腺腺体向外膨胀压缩形成的包膜；就像橘皮与橘子瓣之间存在间隙，包膜与增生的腺体组织可以被逐渐剥开，手术时就是要从橘子中央向外一点一点地将橘子挖去一部分，使得中央的通道畅通，梗阻得以解除。目前，常用的前列腺手术方式有前列腺电切术和钬激光剜除术，这两种方法完全不同。

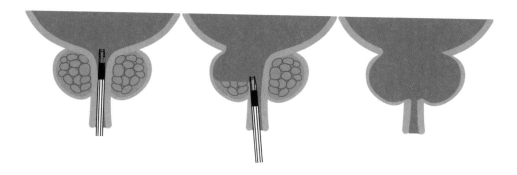

前列腺电切术是泌尿外科医生使用电切镜进入前列腺尿道（上图中"葫芦柄"）的位置，然后由内向外用电切刀一块一块慢慢将腺体组织切除，包括中间的部分尿道，并将切下的前列腺组织弄碎，经尿道口吸出。在手术过程中很多医师倾向于解除梗阻即可，尽量少切，以避免伤到最外层的包膜，同时也会保留尿道括约肌部位的前列腺组织，从而避免造成尿失禁等严重后果。

前列腺钬激光剜除术则是通过切除镜将腺体组织与包膜的潜在间隙处剥离开，从外向内将腺体分区"整块"切除，将切除的腺体推入膀胱内，然后用组织粉碎装置将大块组织搅碎后吸出。钬激光前列腺剜除术集高科技与解剖剜除的优点，既能彻底切除增生的前列腺组织，又具有出血少、术后并发症少的优点，可以造福越来越多被前列腺增生困扰的老人。

膀胱镜及输尿管镜检查是做什么用的？

膀胱镜和输尿管镜既可以用来诊断，又可以用来治疗输尿管和膀胱病变。

做诊断用时，通过检查窥镜可以观察到膀胱内情况。通过输尿管插管窥镜，可向输尿管插入细长的导管至肾盂，分别搜集尿液，进行常规检查和培养。静脉注入靛胭脂溶液，观察两侧输尿管的排蓝时间，可以分别估计两侧肾功能（正常注药后 5~10 分钟排蓝）。经导管向肾盂或输尿管注入 12.5% 碘化钠造影剂，施行逆行肾盂造影术，可以了解肾、肾盂和输尿管的状态。

做治疗用主要有以下几种情况：膀胱内有出血点或乳头状瘤，可通过膀胱镜用电灼器治疗；膀胱内结石可用碎石器碎石后冲洗出来；膀胱内小异物和病变组织可用异物钳或活组织钳取出，切除肿瘤等病灶；输尿管口狭窄，可通过膀胱镜用剪开器剪开（或用扩张器进行扩张）。

膀胱镜及输尿管镜检查应做哪些准备？

做检查前应仔细了解病史并进行全面体格检查。术前常规检查包括：血常规、尿常规、凝血功能、肝肾功能、电解质、胸片、心电图等，需完善血型、输血八项，若病情复杂需术前备血。术前还应行 CT、静脉尿路造影或逆行性尿路造影等检查，了解肾脏集合系统等解剖结构及形态特征；服用阿司匹林等抗凝药物者需遵医嘱停药 1~2 周，复查凝血功能正常方可手术；手术前应常规预防性应用抗生素，若存在尿路梗阻而导致的尿路感染，应该先抗感染，感染控制后再择期行手术治疗。

哪些人容易得膀胱结石？

老年男性容易得膀胱结石。有很多因素可以导致泌尿系统结石的形成，如前列腺增生、尿道狭窄等引起尿路梗阻的疾病，可以使小结石或者尿盐结晶沉积在膀胱内，时间久了就逐渐形成膀胱结石；另外，老人容易有残余尿，尿存储在膀胱引发尿路感染，感染后膀胱内絮状物和结晶增加，也容易形成膀胱结石。

膀胱结石手术治疗大概需要多长时间？

膀胱结石手术需要的时间应根据结石数量、大小、硬度来决定。若结石较小、质地较软，则很快就完成，大概需要几分钟至十几分钟。若结石大、数量多、质地坚硬，则手术时间比较长，大概需要 1~2 小时。目前，膀胱结石治疗一般倾向于微创手术，即经尿道将结石用激光或气动粉碎，然后经尿道排出。

机器人前列腺癌根治术是如何做的？

前列腺癌是指发生在前列腺的上皮性恶性肿瘤，占男性恶性肿瘤的第 6 位。55 岁前发病率较低，55 岁后发病率逐渐升高，发病率随着年龄的增长而增长，高峰年龄是 70~80 岁。

根治性前列腺切除手术是指切除前列腺及其周围的精囊、射精管、输精管的一部分，同时察看盆腔淋巴结有无转移并行清扫。手术是可以根治前列腺癌的方法之一，另外一个方法是放疗，耻骨后前列腺癌根治术比较常用。

采用腹腔镜及机器人前列腺癌根治术，因创伤小，术野及解剖结构清晰，术中及术后并发症少，缺点是技术操作比较复杂。而机器人辅助腹腔镜前列腺癌根治术在提高尿控率，保留勃起功能和降低切缘阳性率方面较传统手术方式存在显著优势，术后恢复快，在某些医院已成为前列腺癌根治首选的手术方式。

前列腺癌根治术后需要观察什么?

1. 观察生命体征。术后 2 小时内不能睡觉，血氧饱和度低于 95% 应及时告知医护人员。术后 3 天会出现吸收热，若体温轻度升高，则属正常现象。体温不超过 38.5℃ 不建议用药，可采取温毛巾擦拭腋窝、额头等物理降温的方法。体温不降则告知医护人员进行药物降温。

2. 确保切口引流管妥善固定、管道通畅，避免管道受压、弯折；观察胃液、引流液及尿液的颜色、性状、量，正常胃液为淡黄色或墨绿色，引流液为红色，尿液为淡黄色。若有冲洗，手术完毕回病房后要保持冲洗管路引流的通畅。流速要根据尿液的颜色即出血情况来调节，尿液清亮可放慢冲洗速度，以后改为间断冲洗。若有不适及时通知医护查看。

3. 观察切口是否有出血、肿胀、疼痛。首次插尿管尿道口有刺激感、想排尿排不出的感觉属于正常现象。

4. 观察是否排气，排气量多不多。记录第一次排气、排便的时间等。

前列腺癌老人如何进行术后康复训练?

1. 前列腺癌手术后为了防止吻合后出现吻合口漏尿或者吻合口狭窄，通常会留置尿管，以确保排尿正常。吻合口的初步愈合需要

10~14 天，一般术后第 3~4 天拔除引流管后，并于术后第 14 天就近或来医院拔除尿管。同时老人一定要多饮水，增加排尿量。

2. 膀胱功能训练。指导老人进行提肛训练，增加膀胱容量，逐渐恢复尿控，以减少如厕次数和减轻膀胱肌敏感度。

3. 盆底肌训练。

仰卧：双膝屈曲约 45°，双膝用力向内收缩内侧肌肉或提起臀部或收缩肛门，每次收缩 3~6 秒，然后放松 10 秒，重复训练（频率：10~30 次 / 组，3 次 / 日）。

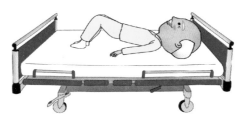 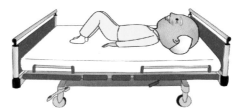

收腹时抬臀、抬头，
腹部、臀部、大腿不用力

平躺屈膝于硬板床，
无需屏气

坐姿：全身自然放松坐在椅子上，双膝微分，上身微向前倾，双手平放在大腿旁或大腿上，盆底肌适量上抬椅面，收缩会阴肌肉离开椅面，维持 3~6 秒，然后放松 10 秒，重复训练。

站姿：双膝微分与双肩垂直，收缩会阴肌肉，维持 5~10 秒，然后放松，重复训练。

前列腺癌术后并发症有哪些？

术后并发症通常有尿失禁和勃起功能障碍两大方面。

1. 尿失禁

前列腺癌及其治疗均可引起尿失禁，前列腺手术治疗后，尿失禁的发生率为 6%~20%。前列腺癌瘤体可能侵犯了膀胱颈，手术切除的范围更广，因此前列腺癌术后可能有尿失禁的现象。

2. 勃起功能障碍

勃起功能障碍可能由前列腺癌本身或其治疗引起，可通过药物、手术来治疗。此外，可以给老人直接的性刺激尝试使阴茎勃起，可以增加阴茎海绵体的血供以达到康复的目的。

前列腺癌老人术后饮食方面应该注意哪些？

1. 坚持低脂饮食。

2. 木质素食物，黄豆、扁豆等豆类和芝麻、谷类、水果、浆果和蔬菜。

3. 富含黄酮类化合物的食物，如洋葱、苹果、绿茶、普洱茶、大蒜、香葱和红酒等。

4. 富含微量元素硒的食物，如蘑菇、黑木耳、花生油、鱼肉、猪肝、鸡肝、蛋黄、乳类等。

5. 富含维生素 D 的食物，如鱼肝油等。

6. 烹饪过的番茄，番茄红素有预防前列腺癌的作用。

7. 忌辛辣刺激性食物，忌高脂肪食物及煎炸食物。

8. 忌红肉、牛肉等。戒烟、限酒、少喝咖啡。

9. 忌食温热性的食物，如羊肉、生姜、狗肉以及龙眼肉等。

10. 忌食河鲜、海鲜类的食物，如鳝鱼、带鱼以及墨鱼等。

前列腺癌术后老人居家生活中有哪些注意事项？

1. 禁止吸烟、饮酒、忌食辛辣刺激的食物，坚持做膀胱功能的训练。

2. 术后 3 个月内不提重物，不骑自行车，避免久坐。

3. 多吃新鲜的水果、蔬菜及粗纤维食物，并定期按摩腹部，以保持大便通畅。

4. 预防泌尿系统感染，不憋尿，多饮水，注意会阴部卫生，防止逆行感染。

5. 观察记录排尿的次数、尿色、尿线的粗细，出现尿线变细、排尿费力时及时就诊。

术后伤口疼怎么办？

常规会用止痛泵，但可能会产生头晕、恶心、呕吐的感觉，还会影响肠蠕动恢复，导致排气时间推迟。

1. 疼痛能忍受时，可通过取舒适卧位分散注意力和放松训练等方法缓解疼痛。

2. 疼痛不能忍受时，不能硬撑，应在医护指导下使用止疼药。咳嗽时按压伤口，避免对伤口的牵拉引起疼痛。

哪些因素容易引起膀胱肿瘤？

引起膀胱肿瘤的原因不明确，但有些原因是可以明确的。① 遗传因素，如果父母或兄弟姐妹即本家族既往有膀胱肿瘤的老人，那么这个家族的人得膀胱癌的风险就比别人高；② 吸烟：吸烟的人比不吸烟的人得膀胱癌的风险高 3~5 倍。许多研究发现，得膀胱肿瘤的老人男性比女性多，其中主要原因之一可能与吸烟有关，因为烟草中的有害物质进入肺部以后通过循环进入血液，最终通过代谢入尿液，尿液进入膀胱后储存 1~2 小时后才会排出体外，在此期间有毒物质的尿液与膀胱黏膜接触，大大增加了患膀胱癌的风险。

膀胱癌晚期老人预期寿命大概是多久？

有远处器官转移的晚期膀胱癌老人，基本上没有手术机会，临床预后会很差。如果存在其他器官转移的膀胱癌老人，五年生存率大概为30%。当然，晚期前列腺癌老人如果积极接受放化疗、免疫治疗等，存活时间会有一定的延长。目前，化疗所产生的副作用，包括相关的费用等问题使很多得膀胱癌的老人不太愿意接受，但没有经过化疗的晚期膀胱癌老人，存活率非常低。

经尿道膀胱肿瘤切除术后、膀胱部分切除术后、根治性膀胱全切术后什么时候能下地活动，活动时还需要注意什么？

术后返回病房后，首先取去枕平卧位6小时，头偏向一侧，防止呕吐物误入呼吸道。6小时后即可进行床上运动，可以做屈臂、握拳、屈膝、翘趾、蹬腿等运动。或者让老人取仰卧位，膝下垫枕，做深而慢的呼吸动作，根据做手术的方式不同，选择不同的运动方式，比如经尿道膀胱肿瘤电切术后的老人，术后24~48小时后如无不适，可在护工或家属的协助下坐床旁或沿着床来回走动，每天1~2次，每次半小时左右。如果有引流管，则看引流量的情况，一般术后3~5日给予拔除，拔管后鼓励多饮水，早期下床活动，这样可以有效预防下肢静脉血栓形成，有利于胃肠活动，从而缩短肛门排气时间。如果膀胱肿瘤电切术后带有尿管下地活动时，尿袋的位置一定要低于尿道口，防止尿液逆流，造成逆行性感染。

做了膀胱切除术后，回家需要注意什么？
对日常生活有什么影响？

1. 饮食

进食有营养、易消化的食物，可多补充维生素和钙剂，多食用富含纤维的食物，比如，薯类、香蕉、橙子、莴笋、薏米等，为身体的康复提供足够的营养支持。

2. 休息与活动

膀胱部分切除术后的老人以及根治性膀胱全切术后的老人，一般术后 3 个月左右避免做腹内压增加的动作，如拖地、持重物、爬楼梯、爬山等，以防造口旁疝或造口脱垂。完全康复后，可以根据术前的爱好与身体的耐受力选择一些不太剧烈的运动，如游泳、桌球、骑自行车、打太极拳、慢跑、节奏不快的舞蹈及散步等，但是太极拳中幅度很大的蹲马步及不断下蹲的动作应避免。一些剧烈的运动，特别是接触性、撞击之类的运动，如打篮球、举重、踢足球等也应避免。活动时间段以阳光适中、温度适宜为好。运动过程的时间长短可按照自身的耐受力进行调整，一般 40 分钟为宜。

3. 卫生与穿着

洗澡时一般以淋浴为主，避免盆浴，水温不宜太高，以 35~40℃为宜，时间控制在 15~20 分钟，淋浴的喷头因水压较大要避开对造口黏膜喷水，以防损伤造口黏膜。另外，也可以佩戴造口袋洗澡，如果沐浴当天无须更换新的造口袋，可以在沐浴前将造口袋排空，观察造口底盘黏胶外圈边缘位置是否有开胶翘边，也可以使用弹力胶贴加固密封防止进水，沐浴后使用柔软纸巾吸干造口袋外层的水分，两件式造口袋也可以沐浴后换一个新的袋子。沐浴时间选择粪便排出较少的时段，以免洗澡时持续有排泄物排出。尽量选择弱酸性沐浴液或者清水沐浴，沐浴之后皮肤的护理要避免使用酒精、碘酒等刺激性液体，以免引起造口周围皮肤过于干燥影响造口底盘的粘贴。衣着尽量选择适当宽松款式、布料柔软亲肤的衣物，避免紧身衣裤对造口的压迫及摩擦。女士尽量避免穿紧身牛仔裤，宽松运动裤或者连衣裙都是可以的。男士可以背带裤代替腰带，裤子尽量选择有松紧带等不需要系腰带的款式。

4. 定期随访

保留膀胱手术后，每 3 个月进行 1 次膀胱镜检查，2 年无复发者，改为每半年 1 次；根治性膀胱手术后，终身随访，定期进行血常规、尿常规、生化检查、腹部超声、盆腔 CT、尿路造影等检查。

什么是膀胱造瘘术？什么情况下需要做膀胱造瘘？

有许多原因会导致老人排尿困难，容易引起泌尿系统感染或急性尿潴留，膀胱造瘘就是为了解决以上问题，从膀胱上打一个洞，从而协助将尿液引流到体外，这种方法称为膀胱造瘘。

膀胱造瘘常见于某种原因导致的膀胱不能排尿，如神经源性膀胱，导致膀胱不能收缩。有尿，但膀胱不能收缩，就排不出尿。这时只能人为地从耻骨上打洞，一直穿到膀胱，然后从洞里塞管子到膀胱里，将尿液引到体外来。也就是说，任何原因导致尿液不能从尿道自然排出，都可以通过膀胱造瘘的方法来解决排尿问题。

膀胱造瘘后会有并发症吗？

任何有创的检查和治疗都是有一定风险的。膀胱造瘘术后也会有发生并发症的风险，膀胱造瘘术后尤其永久性造瘘术，很多老人会出现尿路感染、尿液浑浊，从而引起泌尿系统感染和泌尿系统结石形成；另外，如果造瘘口护理不当，也会发生感染；少部分长期留置膀胱造瘘管的老人增加了膀胱癌发生的风险，可能是膀胱造瘘管刺激膀胱引起的。

膀胱造瘘术后居家时该如何进行护理？

膀胱造瘘术后居家护理时应注意以下问题。①换药：刚做完膀胱造瘘后，建议每两天换药一次，换药时注意将伤口及尿管上的分泌物清理干净，防止感染。②膀胱造瘘管的引流袋，建议隔天更换一次。③平时一定要多喝水、多排尿，也可以预防感染。④平时要观察膀胱造瘘管尿液的颜色，观察是否有絮状物、是否有出血，膀胱造瘘管应该2~3周更换一次，防止出现感染和结石，导致引流管不通畅。

尿路造口并发症的预防及护理

尿酸结晶是泌尿造口常见的并发症之一，是指细菌将碱性尿液内的尿酸分解成白色粉末结晶，黏附在肠造口及其周围皮肤上。

处理方法

1. 少量的尿酸结晶可以使用5%醋酸或者1份白醋加3份水的稀释醋酸溶液，湿敷20分钟后用清水擦拭，如尿酸结晶不易清除，需及时到造口门诊就诊，寻求专业人士帮助。

2. 黏附在造口或造口周围皮肤上的白色粉末晶体受摩擦时，容易导致造口出血，所以在擦拭时，动作一定要轻柔，使用柔软的材料，避免造口出血。

如何预防

1. 多喝水，在肾功能正常的情况下，每日饮水量至少为2500~3000 mL，多进食帮助提高尿液酸性浓度的食物，如五谷类：玉米、家禽瘦肉、鱼类、花生、核桃、燕麦、面包、蛋类及面食类等，尽量少进食碱性食物，如牛奶、绿豆芽、杏仁、葡萄干及菠菜等。

2. 更换造口底盘时皮肤要清洗干净，保持皮肤清洁干燥，同时常规使用造口粉、皮肤保护膜和可塑贴环基础护肤用品，以减少尿液渗漏。

3. 平齐造口还需要选用两件式凸面底盘，使造口突出，并且合理剪裁底盘孔径，使底盘孔径比实际造口直径大1~2 mm即可，直径切忌过大。

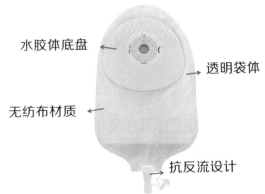

水胶体底盘　透明袋体　无纺布材质　抗反流设计

肾癌手术是要把整个肾脏都切除吗？

肾癌一旦确诊，如果有手术机会则需要进行手术治疗。至于是否需要把整个肾脏切除，取决于肿瘤的部位和大小。目前，肾癌的手术方式主要包括两种。①肾癌根治术：切除范围是比较广的，包括肾周筋膜、肾周脂肪囊、肾脏肿瘤和髂血管上面的这一段输尿管，这整个称为肾癌根治术。②保留肾单位手术：如果老人两侧肾脏都有肾脏肿瘤，或者只有一个肾脏，这种情况下一般给老人做肾脏的部分切除，就是把肿瘤切除，保留一部分肾脏。以上两种手术方式目前都是做微创手术，在腹腔镜或达芬奇机器人辅助下完成，手术以后可以很快恢复。

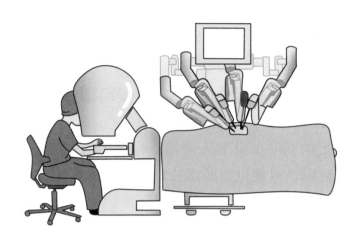

肾癌手术后一般会有哪些并发症？

老人抵抗力差，术后有可能发生感染、出血、肾衰竭、其他器官功能衰竭、漏尿等并发症，应注意积极预防和及时处理。术前，医生会向老人及家属充分告知手术风险及可能发生的并发症。

肾癌术后什么时候可以下地呢？

行肾部分切除的老人术后早期绝对卧床时，指导家属对老人四肢进行轻柔按摩，以防止下肢深静脉栓塞（但是根据加速康复外科理念，术后老人即可活动腿部）。需强调的是，肾癌根治术后建议早下床，24 小时内指导并协助老人下床活动。肾部分切除的老人，常需卧床 3~5 日。有研究证实，早期康复锻炼可降低术后并发症。采取三步起床法。

为什么肾部分切除后要卧床这么长时间？

因为肾部分切除后，局部肿瘤剜除或者切除部分肾脏后，需要将残余肾脏进行缝合，缝合处有可能出现继发性出血。

插完胃管要注意什么，什么时候可以拔胃管呢？

妥善固定的同时保证老人舒适，保持引流通畅。在床上勤翻身和做抬臀运动，以促进胃肠道功能的恢复。如无腹部脏器损伤、术后胃肠功能恢复快，可尽早拔除胃管。

术后大概多久才能排气呢？
为什么没吃东西会腹胀呢？要怎么处理呢？

根据人体结构，肾脏位于腹膜后，手术时腹膜后神经受到刺激；麻醉抑制胃肠蠕动，胃内容物不能排空，可导致腹胀。老人呼吸吞入空气、长时间卧床可加重腹胀。一般在术后 2~3 日，胃肠功能即可恢复正常，肛门排气后症状迅速缓解。

护理：遵医嘱行胃肠减压、肛管排气或高渗溶液低压灌肠等；协助老人多翻身，指导老人多下地活动；遵医嘱使用促进肠蠕动的药物。

肾癌术后为什么要留置尿管，
留置期间有哪些注意事项？多久可以拔除？

一般情况下，老人做完肾切除手术后，排尿功能会暂时减弱或者消失，无法完成正常的排尿，需要通过插导尿管的方式来引流尿液，一侧肾切除老人，术后记录 24 小时出入量，特别是尿量，以了解对侧肾脏的功能。需要注意的是，留置期间妥善固定，翻身时避免过度牵拉造成尿道损伤。卧床时要用别针把尿袋别在床旁，下地活动时别在病号服裤子上，务必低于膀胱水平面。保持尿道口清洁，用不含酒精的湿纸巾或干净毛巾擦拭尿道口，1~2次／天，以预防尿路逆行性感染。注意观察老人尿液的量、颜色及性质，常挤压尿管以保证引流通畅。

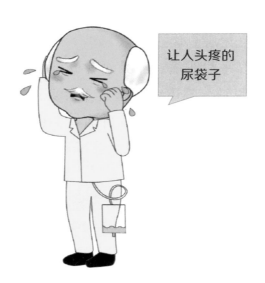

术后恢复良好的情况下，一般等到老人恢复排尿功能，2~3天可以拔除。如果老人术后身体比较虚弱，身体恢复的速度比较慢，可能拔除导尿管的时间会推后，一般在 14 天左右。

7.2 妇科围手术期常见问题

老年女性有哪些常见的疾病？

老年女性常见的妇科疾病有子宫内膜息肉、子宫黏膜下肌瘤、子宫平滑肌瘤、卵巢囊肿、子宫脱垂、阴道前后壁脱垂、子宫内膜癌、子宫颈癌、卵巢癌等。开腹手术、阴式手术、腹腔镜手术、宫腔镜手术是妇科常见的四大基本手术方式，其中除开腹手术之外，其他三种方式均是微创手术，具有创伤小、恢复快、住院时间短等优点。子宫内膜息肉及子宫黏膜下肌瘤往往可以通过宫腔镜手术解决。子宫平滑肌瘤、卵巢囊肿等可以通过腹腔镜或开腹手术解决。子宫脱垂、阴道前后壁脱垂等可通过阴式手术解决。对于可以通过手术治疗的妇科恶性肿瘤，会根据肿瘤的分期、老人的身体状况以及医生擅长的方式，选择开腹或腹腔镜手术。

绝经 1 年以上，再次出现阴道出血，
是不是返老还童？需不需要治疗？

绝经是指女性一生中最后一次月经，一般在绝经后 1 年（12 个月）之后方能确认。如果绝经 1 年以上，再次出现阴道出血，称为绝经后出血，属于异常情况。

引起绝经后出血常见的病因有：① 生殖道的炎症，包括阴道炎、宫颈炎及子宫内膜炎；② 宫腔的占位性病变，包括子宫内膜息肉，子宫黏膜下肌瘤；③ 宫颈病变；④ 子宫内膜病变，如子宫内膜增生、子宫内膜癌等，绝经后出血尤其要警惕内膜病变的可能；⑤ 其他，少数情况可能与老人近期口服的药物或进食的食物有关，例如活血化瘀的药物、抗凝药物等，或是大量进补雪蛤、阿胶、燕

窝等补品或其他含有雌激素的食物等。

　　绝经后出血需要尽快就诊，医生会根据情况，进行相关辅助检查，其中阴道超声尤为重要，如内膜较厚（>0.5 cm）或回声不均，或有占位性改变，需要进一步行宫腔镜检查＋分段诊刮术，镜下评估宫腔情况。

老年女性，出现哪些情况，需要做宫腔镜检查？需不需要住院？

　　当老年女性出现以下情况均需要进行宫腔镜检查：绝经后出血（无论量多少）、阴道排液、宫腔占位性病变、宫腔影像学检查异常，宫内节育器嵌顿、残留、取环失败等。对于无内外科合并症，心肺功能较好的，在具有门诊宫腔镜手术条件的医院，一般可以在门诊安排宫腔镜检查手术，无须住院。对于有内外科合并症、心肺功能不理想或不具有门诊手术条件的，则应住院安排宫腔镜检查。

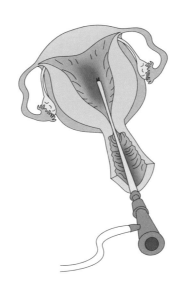

宫腔镜术前需要做哪些准备？

宫腔镜术前需要准备如下：① 术前禁食 6 小时以上。② 宫颈准备：术前晚上酌情放置宫颈扩张棒（如海藻棒等）扩张宫颈，或予米索 400 微克或卡孕栓 1 mg 放置于阴道后穹窿，或间苯三酚 80 mg 术前 30 分钟静脉推注以软化宫颈，便于术中的宫颈扩张。

宫腔镜术前为什么要做宫颈的预处理？

大概有 50% 的宫腔镜手术并发症（例如宫颈裂伤、子宫穿孔等）与宫颈未能充分的扩张有关，所以术前做好充分的宫颈准备，不仅有利于手术操作，也可以减少手术并发症的发生。

腹腔镜术前要做哪些准备？

1. 术前检查
血尿常规、血型（包括 Rh 血型）、出凝血时间、肝肾功能、乙型肝炎五项、丙型肝炎抗体、梅毒及艾滋病病毒抗体、心电图、胸片、B 超检查。必要时需完成心肺功能、超声心动图、宫颈细胞学、妇科肿瘤标志物、阴道分泌物及盆腹腔 MRI、CT 检查等。

2. 皮肤准备
按照腹部和会阴部手术常规，特别注意脐部清洁。

3. 阴道准备
术前可酌情行阴道冲洗。

4. 肠道准备
手术前 1 天口服泻药，必要时灌肠或清洁灌肠，术前禁食 6 小时以上。

5. 膀胱准备

排空膀胱，导尿或留置尿管。

为什么腹腔镜术前要做肚脐的清洁？

为了美观及操作方便，腹腔镜手术的第一个穿刺孔往往是选择在脐部或脐周。大部分人的肚脐因腹壁脂肪较厚呈一个较深的凹陷，而且肚脐孔内往往有较多"陈年老垢"，甚至伴有细菌滋生，因此术前一定要彻底清洁脐部，减少穿刺孔的感染。

绝经前就发现有子宫肌瘤，现已绝经好几年了，肌瘤没有缩小，近期反而明显增大，是否需要手术？

子宫肌瘤是激素依赖性的良性肿瘤，好发于育龄期女性。绝经后多数肌瘤会自行萎缩变小或消退。如绝经后女性肌瘤增大，或伴有腹痛及出血的老年女性，应高度警惕肌瘤恶变的可能，故应积极手术治疗，不建议保守治疗或观察，以免延误治疗时机。

已经绝经的女性，且性生活也极少了或没有性生活了，还用定期做宫颈癌筛查吗？到了什么年龄才能停止筛查？

HPV感染的流行病学研究表明，HPV的人群感染率呈现双峰征，一个高峰在育龄期性生活活跃的年龄段，另一个高峰期逐渐后移表现为围绝经期女性也有较高的感染率。分析感染原因可能和围绝经期女性激素水平波动较大，机体免疫力下降，病毒清除减弱有关。因此，即便绝经了，无论是否有性生活，均因继续定期进行宫颈癌筛查。

根据美国癌症协会 2020 年宫颈癌筛查指南建议，65 岁以上的女性，如果在过去 25 年内没有 CIN2 及以上病史，并且在之前 10 年内进行了充分的筛查并且结果为正常，可以终止筛查。充分的筛查是指过去 10 年内连续 2 次 HPV 检测阴性，或者 2 次联合筛查双阴性，或者 3 次细胞学阴性，并且最近一次检查是在过去 3~5 年进行的。

已经切除子宫的中老年女性，还会得宫颈癌吗？ 是否还需要做宫颈癌筛查？

如果原来做的是子宫次全切术，还保留有宫颈或部分宫颈，残留的宫颈仍然可能感染高危型 HPV 病毒，而发生宫颈残端癌。因此，子宫次全切的女性依然需要按上述的宫颈癌筛查治疗标准继续进行定期筛查。如果是子宫全切，没有宫颈，并且在过去 25 年内没有 CIN2 及以上的病变者可不再进行筛查。

中老年女性，阴道脱出一个肉疙瘩，站立活动后明显， 卧床休息后能好转，是怎么回事？如何治疗？

这种情况不难诊断，属于盆腔器官脱垂。盆腔器官脱垂是由于盆底肌肉和筋膜组织薄弱造成的盆腔器官下降而引发的器官位置及功能异常，主要症状为阴道口组织物脱出，可伴有排尿、排便和性功能障碍，不同程度地影响老人的生活质量。盆腔器官脱垂是中老年妇女的常见疾病。这种情况是需要进行治疗的，治疗方法包括非手术治疗和手术治疗。① 非手术治疗：子宫托、盆底康复治疗和行为指导。适用于 QI - Ⅱ 度有轻度症状的老人，或不能耐受手术及不愿意接受手术治疗的盆腔器官重度脱垂老人，为首先推荐的一线治疗方案。②手术治疗：包括重建手术、封闭手术两大类。适用于非手术治疗失败或不愿意非手术治疗的老人，最好为完成生育且再无生育要求的老人。

引起子宫脱垂的病因有哪些，如何去避免？

1. 妊娠、分娩，特别是产钳或胎吸困难的阴道分娩，可能会使盆腔筋膜，子宫主、骶韧带和盆底肌肉受到过度牵拉而削弱其支撑力量。若产后过早参加体力劳动，特别是重体力劳动，将影响盆底组织张力的恢复，导致未复旧的子宫有不同程度的下移。

2. 慢性咳嗽、腹水、频繁地举重物或便秘而造成腹腔内压力增加，可导致子宫脱垂。肥胖尤其腹型肥胖，也可因腹压增加导致子宫脱垂。

3. 随着年龄的增长，特别是绝经后出现的支持结构的萎缩，在盆底松弛的发生或发展中也具有重要作用。

4. 医源性原因，包括没有充分纠正手术所造成的盆腔支持结构的缺损。

5. 盆底组织先天发育不良。

对于老年女性来说，尽量及时治疗支气管炎、哮喘、慢性咳嗽，保持大便通畅，避免便秘；排便费力者增加膳食纤维的摄入，改善排便习惯如定时排便，使用缓泻剂避免用力排便；保持足够的水分摄入并在规律的间隔时间内排空膀胱。不要久蹲久站，避免搬重物或重体力劳动，不可避免要负重时应该采取正确的姿势，即弯曲膝盖背部挺直。注意控制体重，避免过度肥胖；有伴发疾病的老年女性，如糖尿病，要注意监测血糖，控制血糖在较理想范围等。总之，就是避免一过性或慢性的腹腔内压力增高（如排便时过分用力、慢性咳嗽或经常负重），能够降低子宫脱垂的发生或减轻子宫脱垂的症状。

中老年女性，如发生盆腔器官脱垂，会有哪些症状？

盆腔器官脱垂最特异的症状是：老人能看到或者感到膨大的组织器官脱出阴道口，可伴有明显下坠感，久站或劳累后症状明显，卧床休息后症状减轻，严重时脱出的器官不能回纳；可有分泌物增多、溃疡、出血等。阴道前壁膨出者可有排尿困难、活动后漏尿、尿不尽感等；阴道后壁膨出者可有便秘、排便困难等。盆腔器官脱垂导致的盆底功能障碍是一组疾病症状群，其严重程度与解剖学改变不完全呈正相关。

中老年女性，阴式手术前有需要做哪些特殊准备，有哪些注意事项？

除常规的术前准备外，对于绝经时间长、雌激素非常低，阴道黏膜萎缩严重，术前 5~7 天开始口服或阴道局部应用雌激素软膏或胶囊，补充雌激素，促进阴道黏膜生长，恢复其弹性；阴道黏膜呈慢性炎症甚至摩擦糜烂者，阴道内以甲硝唑凝胶剂或克林霉素磷酸酯乳膏治疗炎症，促进上皮修复、增生。术前 5 天开始中药洗液或高锰酸钾坐浴，1 次 / 天。术前 3 天阴道冲洗，2 次 / 天。术前 2~3 天少渣易消化饮食。

什么是凯格尔（Kegel）运动，它有什么好处？

凯格尔运动是一种盆底肌训练方法，简单、方便、易行，无场地要求，随时随地可以做。通过凯格尔运动可以加强薄弱的盆底肌肉的力量，增强盆底支持力，改善并预防轻、中度脱垂及其相关症状的进一步发展，但是当脱垂超出处女膜水平以外，其有效率降低。凯格尔运动必须要使盆底肌达到相当的训练量才可能有效。可参照如下方法实施：持续收缩盆底肌不少于 3 秒，松弛休息 2~6 秒，连续 15~30 分钟，每天 3 次；或每天做 150~200 次。持续 8 周以上或更长。盆底肌训练最好是在专业人员指导下进行，对于训练效果不满意者，还可辅以生物反馈治疗或电刺激等方法来增强锻炼效果。

当子宫脱垂合并漏尿的时候，术前需要做哪些特殊检查？

对于子宫脱垂合并漏尿的老人，建议术前常规行尿动力学检查或尿失禁的临床检查，如排尿日记、尿垫试验、压力试验、指压试验、棉签试验等。手术治疗前建议测定残余尿量和尿流率。对于复杂病例，建议行影像学检查。

什么是张力性尿失禁？如何治疗？

张力性尿失禁是指喷嚏、咳嗽、大笑或运动等腹压增高时出现不自主的尿液自尿道口漏出。症状表现为喷嚏、咳嗽、运动等腹压增高时不自主漏尿。体征是在增加腹压时，能观察到尿液不自主地从尿道口漏出。尿动力学检查表现为充盈性膀胱测压时，在腹压增高而无逼尿肌收缩的情况下出现不随意漏尿。中国成年女性张力性尿失禁的患病率高达 18.9%，在 50~59 岁年龄段，张力性尿失禁的患病率最高，为 28.0%。张力性尿失禁的治疗，包括非手术治疗和手术治疗。非手术治疗适用于轻、中度张力性尿失禁的老人，方法包括：盆底肌训练（凯格尔运动）、盆底电刺激治疗，药物治疗等。手术治疗适用于：①非手术治疗效果不佳或不能坚持、不能耐受的老人；②中、重度张力性尿失禁，严重影响生活质量的老人；③盆腔器官脱垂伴有张力性尿失禁需行盆底手术者，可同时行抗张力性尿失禁手术。主要手术方式：阴道无张力尿道中段悬吊带术、耻骨后膀胱颈悬吊术、经阴道膀胱颈悬吊术等。

什么是尿垫实验？有何临床意义？

1 小时尿垫实验是张力性尿失禁的一种辅助检查方法，可以评估尿失禁的严重程度，简单易做且能提供比较客观的评价指标。检查前称重干净的尿垫并记录重量，老人排空膀胱并戴上收集尿液。

检查步骤如下：① 15 分钟内喝完 500 mL 无钠液体；②步行30 分钟，包括上下爬一段楼梯；③剩下的时间完成以下动作：从座位站起来 10 次，用力咳嗽 10 次，原地跑步 1 分钟，弯腰拾起地上小物体 5 次，流水洗手 1 分钟；④到 1 小时时取出尿垫称重（克），减去干净尿垫的重量即为漏尿的重量。记录漏尿的重量克数（1 克相当于 1 mL 尿液）。

结果的判读：依据 1 小时尿垫实验结果进行尿失禁分度的标准如下，无尿失禁：≤1 g；轻度：2~10 g；中度 10~30 g；重度：30~50 g；极重度：>50 g。

子宫托是什么？有何作用？适用于哪些人群？

子宫托是唯一特异的治疗子宫脱垂的非手术治疗方法，经济有效，老人使用子宫托后总体症状和生活质量均有显著改善。子宫托治疗适用于：老人不愿意手术治疗或者全身状况不能耐受手术治疗，盆腔器官脱垂术后复发或者症状缓解不满意者，术前试验性治疗。长期佩戴子宫托者多为年龄在 65 岁以上或者有严重内科合并症不能手术的老人。

子宫托分为支撑型和填充型两种。环形子宫托（有隔膜或无隔膜）是常用的支撑型子宫托，由于佩戴舒适，老人易于取戴，不影响性生活，是首选而且应用最为广泛的子宫托。牛角形子宫托是常用的填充型子宫托，用于不能耐受环形子宫托的老人，如 III ~V 度脱垂或会阴条件差者（如阴裂较宽）。子宫托的选择应当遵循个体化原则，类型与严重程度、阴道口的完整性及性生活需求等因素有关，大小与阴道的长度及宽度有关，一般选择能够舒适佩戴的最大号子宫托。子宫托合适的标准为放置后脱垂部位复位，子宫托与阴道之间容 1 指，老人佩戴舒适，站立做 Valsalva 动作或咳嗽时不脱落，不影响行动，不影响大小便。一般试戴 1~2 周后随诊，约 85% 的老人都可以获得合适的子宫托。子宫托不成功的危险因素是阴道短（≤6cm），阴裂宽（>4 指），既往脱垂或子宫切除手术史，伴有症状性压力性尿失禁等。随着时间延长，子宫托的持续使用率有所下降。

子宫托应用可能出现的并发症包括：少量阴道分泌物，便秘，阴道出血或轻度溃疡，新发压力性尿失禁或原有症状加重；多数症状轻微可以耐受，取出子宫托即可好转。少见的严重并发症多与不合理使用有关，如子宫托嵌顿，膀胱阴道瘘或直肠阴道瘘，大量阴道分泌物伴感染，甚至出现败血症，严重的泌尿系统并发症如肾积水和脓尿等。因此，强调在使用子宫托时一定要严密定期随访，规律摘戴。为了预防并发症的发生，对于绝经后阴道黏膜萎缩的老人，建议配合长期局部雌激素治疗。

子宫内膜癌的高危因素有哪些？

1.月经紊乱史，特别是子宫内膜增生史、不孕不育史，长期服用雌激素药物史等。

2.合并肥胖、高血压病、糖尿病，以及内分泌紊乱疾病如多囊卵巢综合征等病史。

妇科手术以后可以下地活动吗？
活动时需要注意什么呢？

术后鼓励早期下床活动,这样可以有效预防下肢静脉血栓形成,有利于胃肠蠕动，从而缩短肛门排气时间。

术后 6 小时即可进行床上运动，可以做屈臂、握拳、屈足、翘趾、蹬腿等，或者仰卧位，膝下垫枕，做深而慢的呼吸动作，术后 24~48 小时如无不适，可在护工或家人的协助下坐床旁或沿着床来回走动，每天 1~2 次，每次半小时左右。

妇科手术后吃东西有什么需要注意的？

妇科手术，基本不会动到肠子，麻醉清醒后，可以先小口喝点水，不呛的话，可适当进食流质（米汤、菜汤等），排气后可以吃半流质（粥、烂糊面）等软烂的食物。由于肠道功能恢复需要一段时间，建议先吃些易消化的食物，术后伤口恢复需要营养，要补充高质量的蛋白质，如鱼、虾、蛋之类，尽量不要吃全素食。

在肛门排气、胃肠功能恢复前，不建议吃易导致胀气的食品，如豆浆，牛奶等。

子宫内膜癌做完手术回家后需要观察注意什么呢？

注意观察是否出现食欲下降、出血、体重短时间内减轻、疼痛、咳嗽、水肿等情况，一旦出现应立即就诊，尤其是出现以下这些情况，需要到医院急诊：高热、阴道出血量大于月经量或排黄脓液体、水样液体，阴道内有肠体脱出，伤口红肿热痛或有脓液流出，下肢皮肤变白、增粗，同时感觉到疼痛和皮肤温度下降，突发咳嗽、呼吸困难或心慌，突发急性腹痛伴晕厥。

绝经前体检一切正常，绝经后发现卵巢上长了肿物，能不能观察不做手术？

如经过体检及辅助检查，考虑为卵巢肿瘤，原则上卵巢肿瘤均需手术治疗，尤其绝经后出现肿物的更建议手术治疗为宜。如有以下情况的均建议手术治疗：① 绝经后女性发现盆腔肿物；② 附件肿物直径 5 cm 左右，观察 2 个月不缩小者；③ 附件实性肿物；④ 附件肿物直径 6~7 cm 及以上者；⑤ 盆腔肿物诊断不明者。

做完卵巢切除手术后，对今后的生活有什么影响？

随着年龄增长，卵巢功能逐渐衰退并萎缩，会影响女性的肤色容颜，出现皮肤松弛、缺乏弹性和光泽、身体机能紊乱等情况。卵巢手术后会出现如潮热、出汗、泌尿生殖道症状、皮肤症状和骨质疏松等一系列卵巢激素下降的表现。

妇科手术后，为什么下背部和肩膀会疼呢？

这是由于在手术台上的体位所导致的，在麻醉药物作用消失后，会感到伤口疼痛，通常手术后 24 小时内较为明显。可以通过听音乐、看报纸等方法转移注意力来缓解疼痛。

手术后发烧，是不是感染了？

正常情况下，术后 2~3 天内可能会出现低热，体温在 38℃以下，医学上称为术后吸收热，您不必对此紧张，这属于正常术后反应热。但是，如果体温持续在 38℃以上不退，则应注意是否出现了感染，特别要注意伤口、尿路或肺部感染。

手术后怎么洗澡？

术后洗澡可以保持个人卫生，避免滋生细菌导致感染，首选淋浴，6 周内不可采取盆浴，外阴部应该保持清洁干燥，避免感染。

8.

老人骨科手术围手术期
常见问题

8.1 老年半月板损伤及治疗

老人也会发生半月板损伤吗?

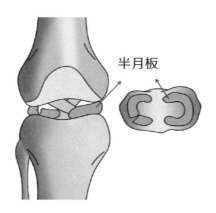

半月板

半月板损伤经常发生在爱运动的年轻人,但是半月板损伤不仅仅是年轻人的专利,老人也不可忽视。随着年龄的增长,半月板常常会发生磨损,自然而然会发生退行性变,如果这时稍不注意,过多活动或是轻微扭伤,就有可能造成半月板的撕裂。不要认为老人膝盖疼就是关节炎,也还有可能是半月板损伤,应该去医院进行相关检查和治疗。

老人半月板损伤有哪些表现呢?

半月板损伤常见的特点可以总结为"疼、响、肿、卡、软",大家可以对照以下特点结合自己的体征进行初步评估。

1. 疼,就是在下蹲和站起时,会感觉到疼痛。

2. 响,就是关节运动的时候,会出现"喀哒"声。

3. 肿,半月板损伤急性期膝关节有明显疼痛,肿胀和积液,关节屈伸活动受到限制,急性期过后,肿胀和积液可自行消退,但活动时关节仍有疼痛。

4. 卡，上下楼梯或爬山时，有时膝盖动不了，既不能伸直也不能弯曲，伤膝立即像有东西卡住了不能动弹，称为"绞锁"，而且非常痛。经慢慢恢复后，又无意中听到"咯嗒"一声，膝关节立即恢复伸屈，称为"开锁"，疼痛也随之减轻。

5. 软，运动中总有不适，如疼痛、打软腿、关节不稳等情况，可发生不同程度的大腿、小腿肌肉萎缩。如果在日常生活中出现以上情况，建议尽早就诊，查明病因并做下一步治疗。

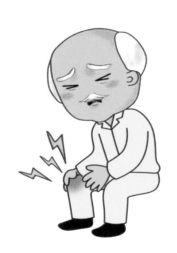

半月板损伤了能自己长好吗？

答案是非常非常的困难。因为人身体任何部位的自行愈合，都需要血液的营养才可以，一般来说血液供应越多的地方，越容易愈合，但半月板其实是属于一种"纤维软骨"，其本身没有血液供应，只有半月板和关节囊相连的边际部分，能从滑膜得到一些血液供应。

所以，如果是半月板靠近关节囊的边缘部分损伤后，还得是在完全不活动（比如用石膏、支具固定）的情况下，可能会自行愈合。如果是其他部位的损伤，一般只靠卧床休息，很难自行愈合。

半月板损伤何时需要手术呢？

如果在影像学检查和医生查体的综合提示下，发现了半月板的损伤，建议根据具体情况进行个体化处理。

1.半月板急性损伤，查体老人有明显症状或轻微症状，磁共振显示 1~2 度半月板损伤，一般建议老人先做保守治疗。可以佩戴石膏或支具 1 个月以上，1 个月后开始慢慢下床活动，但不要运动量过大或做剧烈运动。如果 3 个月恢复正常，则无须手术，如果症状无缓解，建议复查进一步寻找疼痛原因。

2.半月板急性损伤的老人，在查体后，如果有明显或者轻微症状，而且磁共振显示半月板 3 度损伤，一般建议尽快进行关节镜手术治疗。

3.对于无明显诱因或慢性劳损引起的疼痛，老人查体有明显或轻微症状，磁共振显示半月板有 3 度损伤，一般建议尽快进行关节镜手术治疗。

4.对于无任何症状或不适，查体也无症状，磁共振无论显示半月板是几度损伤，都可以保守治疗，不必手术。因为和影像学检查结果相比，老人的症状和体征永远是第一位的。但是，对于这样的老人应该密切观察随访，3 个月内避免过度的运动。

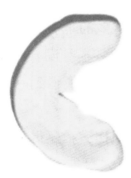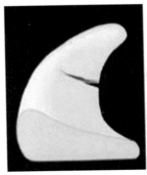

半月板损伤

半月板损伤需要做怎样的手术呢？

刚才我们提到了关节镜手术治疗，那么关节镜手术是什么意思呢？关节镜手术是一种微创性手术，可以看到关节内几乎所有的部位，比切开关节看得更全面，由于图像经过放大，因而看得更准确，而且切口很小，创伤小，瘢痕少，康复快，并发症少，有些情况下麻醉药代谢完，即可下地活动。对关节疑难病症的确诊，对困扰老人多年的关节伤痛的治疗，关节镜手术往往能取得立竿见影的效果。切口小，美观，可避免晚期因关节表面和运动部位的瘢痕而引起的刺激症状，痛苦小，术后反应较小。

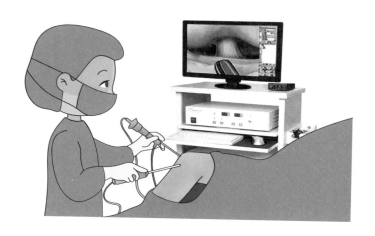

半月板损伤了如果不治疗会怎样呢？

如果不重视半月板损伤，听之任之，盲目地拖延，不但会加重半月板的损伤，还会造成局部软骨的损伤，最终导致膝关节退行性关节炎，日后严重影响日常生活。

但是，从保守治疗到手术治疗，从半月板全部切除、部分切除到缝合修复、移植和重建，随着医学技术的发展，使很多以往认为不可挽救的半月板损伤能够得以保存、修复。所以，膝关节半月板损伤的老人不要焦虑，及时到医院检查治疗，半月板损伤的治疗并不是难题。希望各位老年病友爱膝护膝，都能有一个无痛健康的膝盖。

膝关节术后体位有特殊要求吗？

患肢抬高，切口处冰袋冷敷。

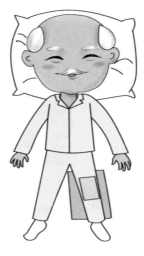

患肢抬高冷敷

膝关节术后如何进行下肢肌肉力量训练？

肌力训练需根据老人自身情况调整练习数量，因人而异，量力而行，循序渐进，贵在坚持。

1. 踝泵（勾脚－绷脚）

术后当日，麻醉消退后开始。用力、缓慢、全范围屈伸踝关节，分别在勾脚和绷脚的极限位置保持3秒。30个/组，8~10组/日。此练习能够有效预防下肢深静脉血栓的形成。

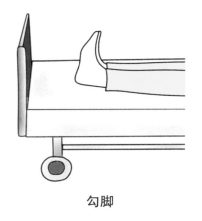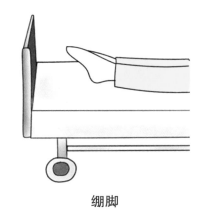

勾脚

绷脚

2. 股四头肌等长收缩（练习大腿的收缩）

术后当日，麻醉消退后开始。膝关节下方垫一个毛巾卷，患侧膝盖用力向下压毛巾卷，使大腿肌肉用力绷紧，保持 5 秒再放松。在不增加疼痛的前提下尽可能多做，建议大于 500 个 / 日。

3. 直抬腿

术后当日或次日开始。仰卧位，向上勾住脚尖，膝关节绷直，缓慢向上抬腿至 30°~45°，保持 8~10 秒后缓慢落下，10~15 个 / 组，组间休息 30 秒，3~5 组 / 次，3 次 / 日。当能够轻松完成以上数量后，可以在踝关节处稍加重量（沙袋重量从 1 千克开始，逐渐增至 3 千克）。

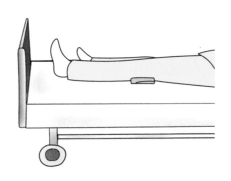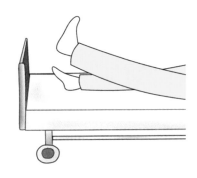

股四头肌等长收缩

直抬腿

4. 侧抬腿

术后当日或次日开始。侧卧位，患腿在上，膝盖绷直、脚尖朝前，缓慢向上方抬起，再缓慢落下，注意腿和身体侧面呈一条直线。10~15 个 / 组，组间休息 30 秒，2~4 组 / 次，2 次 / 日。

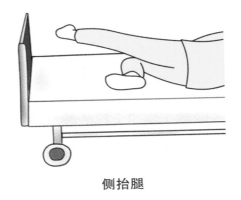

侧抬腿

5. 坐位伸膝

膝关节肿胀停止后开始。坐在床边，双小腿自然下垂，缓慢伸直患侧膝关节，保持 5 秒后缓慢落下。10~15 个 / 组，组间休息 30 秒，2~4 组 / 次，2 次 / 日。当能够轻松地将膝关节伸直并保持一定时间后，可在踝关节处稍加重量（抗阻伸膝）。

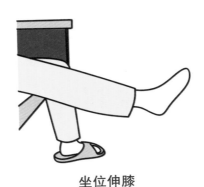

坐位伸膝

6. 提踵（踮脚尖）

患肢明显消肿后开始。扶固定物体站立，双脚同时踮脚尖，保持 3 秒后落下，10~20 个 / 组，组间休息 30 秒，2~4 组 / 次，1 次 / 日。

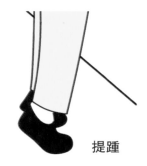

提踵

术后如何做关节活动度训练？

活动度训练后即刻给予冰敷15~20分钟。若感到患侧关节肿痛、发热明显，可多次冰敷。

1. 膝关节被动伸直

术后当日或次日开始。仰卧或坐位，踝关节下垫高，使患腿抬离床面，肌肉放松自然伸直，放置 15~20 分钟 / 次，3 次 / 日（早 / 中 / 晚）。必要时在膝关节上放一重物，或由他人辅助向下压腿。注意与屈曲练习时间间隔开。

2. 坐位垂腿

术后当日或次日开始。坐在床边，用健腿（或由他人辅助）托住患腿缓慢往下放，膝关节弯曲至轻度疼痛的角度停留一会儿，若疼痛缓解可进一步弯曲，直至小腿自然下垂，保持 10~30 秒后，再用健侧腿将患腿托起来，反复练习 5~10 分钟 / 次，1~2 次 / 日（上午 / 下午）。双腿下垂坐立时注意避免久坐不动，可以双脚反复交替做勾脚绷脚的动作。

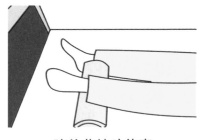

膝关节被动伸直

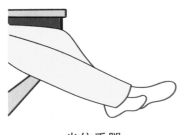

坐位垂腿

3. "滑板"练习

可从术后 3 天左右开始。后背靠墙半坐位，取一条没有弹性的宽带子，将中间绑在脚掌上，双手握住带子两端，同时用力拉动带子使足跟沿床面缓慢屈髋屈膝，到微痛角度保持住，待疼痛缓解后进一步屈曲，直至最大限度，保持 10~30 秒后缓慢伸直。10~15 分钟 / 次，1~2 次 / 日（上午 / 下午）。

4. 主动屈膝（足跟滑动）

术后当日或次日开始。仰卧位或坐位，足跟不离开床面，主动、缓慢屈髋屈膝，到微痛角度保持住，待疼痛缓解后进一步屈曲，直至最大限度，保持 10~30 秒后缓慢伸直。4~6 个 / 组，1~2 组 / 日。

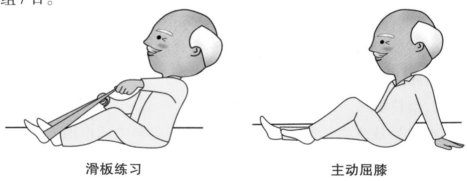

滑板练习   主动屈膝

8.2 老年骨性关节炎诊疗指导

什么是老年骨性关节炎呢？

我国已逐渐进入到老龄化社会，据统计 60 岁及以上老人达 2.5 亿，同时有研究发现，60 岁以上人群中 18% 女性和 10% 男性患有关节炎，中国大约 10% 的人群患有退行性关节炎，严重影响了人们的正常生活。一般将关节分为骨性关节炎、创伤性关节炎、感染性关节炎、痛风性关节炎、类风湿性关节炎等类型，其中最常见的便是骨性关节炎。

骨性关节炎也称退行性关节炎，是指慢性积累的关节软骨损伤已到不可逆转的程度，就是不能复原如初了。同时还可能伴发关节周围组织炎症，如滑膜、关节囊、韧带、肌腱等处炎症，出现关节疼痛、僵直和活动障碍。其实骨性关节炎通俗点解释就像是汽车轮胎使用久了出现了老化、破裂，需要修补或更换，属于一种自然演变的现象，所以骨性关节炎并不能治愈。

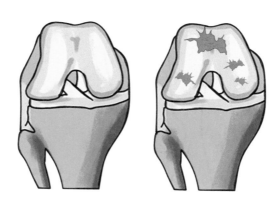

那么骨性关节炎的主要表现有哪些呢？

不少人坐下来或者站起来的时候会听到自己膝关节发出声响，不禁开始担心这个是否是关节炎的征兆。但其实这种弹响可能是关节腔内的气体震动造成的。人体的关节腔里充满了起到润滑和缓冲作用的滑液。当关节运动的时候，关节腔中间出现了一个明显的腔隙，周围的气体会向腔隙内扩散，与液体一起，发出清脆的响声。真正骨性关节炎的表现主要有以下几点：

1. 关节疼痛

关节疼痛是骨性关节炎最常见的症状，全身多处关节均有可能受累，其中以负重关节最常见且症状最明显，如膝关节、髋关节及脊柱等。关节疼痛初期表现为轻、中度间断性隐痛，特点是活动时加重，休息后可好转。急性发作时可出现关节疼痛明显加重伴肿胀。此外，关节疼痛还与天气变化有关，如果老人长期处于寒冷、潮湿环境，疼痛会加重。但其实，关节炎真的不是"冻"出来的。阴冷天气本身并不会引起或者加重骨关节炎，只是会使关节炎的症状更明显。天气变冷后之所以会感觉更疼，很可能是因为在低温情况下，导致疼痛的前列腺素在膝关节内积累了起来，让疼痛更明显。骨性关节炎老人晚期可能出现持续性疼痛或夜间痛。早期仅上下楼梯时疼痛，发展至走平路疼痛，晚期出现静息痛。

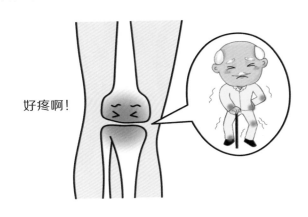

2.关节活动受限及晨僵

不少骨性关节炎老人会出现关节活动受限，常见于腰椎、膝等活动时的主要关节。部分老人会在晨起时感到关节僵硬及有发紧感（晨僵），活动后可以缓解。晨僵时间一般较短，常为几分钟至十几分钟，很少超过30分钟。随着老人病情进展，可出现关节绞锁、关节活动进一步受限等。

3.骨摩擦感

其实，这种骨摩擦感很多人都曾体验过，长时间坐着骤然起身行走，可能就会听到关节弹响，对于年轻人而言，这一般是因为不经常运动导致滑液分泌减少所致。而对于患骨性关节炎的老人，尤其是膝关节骨性关节炎的老人而言，这是由于关节软骨破坏、关节面不平整，活动时出现骨摩擦感所致，且会比较频繁。

4. 关节畸形

骨性关节炎的关节畸形主要表现在双手远端指间关节和双膝关节。双手远端指间关节可出现骨性肿大，膝关节因骨赘形成或滑膜炎症积液也可造成关节肿大、畸形。

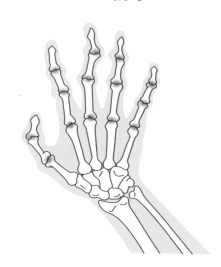

5. 肌肉萎缩

肌肉萎缩常见于膝关节骨性关节炎。骨性关节炎所致的关节疼痛和活动能力下降，会导致受累关节周围肌肉萎缩、无力。

骨性关节炎是如何诊断出来的呢？

当您的症状符合以上 2 个及 2 个以上的时候，就要高度怀疑自己是不是有关节炎了。当然，最后的诊断需要影像学的检查结合专科医生的查体。晚期骨性关节炎会在影像学表现上呈现出退行性改变，如不均匀的关节间隙变窄、骨赘（骨刺）形成、软骨下囊肿和过度骨硬化，有的关节腔内会出现游离体，甚至会出现膝关节内翻或外翻的情况，当影像学上出现比较明显的改变时，那代表着您的骨性关节炎可能已经比较严重了。

不想吃药打针，较轻的骨性关节炎有什么治疗方法吗？

对于病变不严重、症状比较轻的早期骨性关节炎老人，基础治疗为首选治疗方式。基础治疗主要包括健康教育、科学合理的关节肌肉锻炼、物理治疗及行动辅助等，适用于所有骨性关节炎老人。

1. 健康教育

大多骨性关节炎预后良好，骨性关节炎发生发展是多因素的；自我调控，避免和减少不利因素；减轻体重、劳逸结合；避免创伤和不良姿势；注意保暖，防止受凉受潮；使用护膝、护腰、软底鞋；使用辅助装置；防止关节的过度使用，与职业有关的应调换工作。

2. 科学合理的关节肌肉锻炼

根据老人具体情况给其制订合适的锻炼方案，以改善及维持关节功能、保持关节活动度、延缓疾病进程。例如低强度的有氧运动可以改善关节功能，包括骑自行车、慢跑、游泳等；适度进行打太极拳、练习八段锦运动；膝关节在非负重状态下做屈伸运动，以保持关节活动度。进行有关肌肉或肌群的锻炼以增强肌肉的力量和增加关节的稳定性，常用的有股四头肌等长收缩训练、直腿抬高加强股四头肌训练、臀部肌肉训练、静蹲训练和抗阻力训练；另外，借助关节功能训练还能帮助保持关节最大活动度，常用方式有关节被动活动、牵拉、关节助力运动和主动运动。

3. 物理治疗

急性期物理治疗的主要目的是止痛、消肿和改善关节功能；慢性期物理治疗的目的是以增强局部血液循环和改善关节功能为主。物理治疗可以减轻疼痛症状和缓解关节僵直，包括针灸、按摩、推拿、热疗、水疗等。亦可以使用针刀治疗，松解、剥离病变韧带肌腱、关节囊等组织。

4.行动辅助

顾名思义，行动辅助也就是通过辅助老人行动来收到治疗效果，指通过减少受累关节负重以减轻疼痛，必要时可给老人配备手杖、拐杖、助行器、关节支具等。

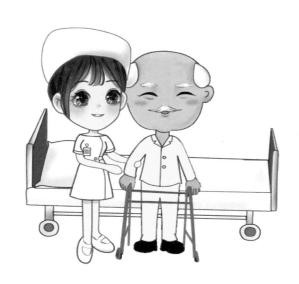

老人做了很多基础治疗，但效果还是不明显，可以吃药打针控制症状吗？

当基础治疗无效时，就可以考虑药物治疗了。药物治疗是我国治疗膝关节骨性关节炎的主要手段，常用的药物有中药非甾体类抗炎药、氨基葡萄糖、关节腔内注射玻璃酸钠等。任何药物的治疗都有指征、有要求，选择恰当会有一定效果，盲目应用则适得其反，所以理性的用药以及评价很重要。目前，对于膝关节骨性关节炎而言是没有特效药的，所以病友们应该切记：神药是不可能存在的！

1. 骨关节炎常用治疗药物

常用药物有：非甾体类抗炎药（NSAID）、缓解症状的慢作用药物、关节腔注射药物、抗抑郁药、阿片类镇痛药。

药物分类	药物举例	临床地位	镇痛作用	延缓进展
外用 NSAID	双氯芬酸凝胶	首选	√	×
口服 NSAID	洛索洛芬、塞来昔布	首选	√	×
缓解症状的慢作用药物	氨基葡萄糖	可用	?	?
	双醋瑞因	可用	√	?
抗抑郁药	度洛西汀	可用	√	×
阿片类镇痛药	羟考酮、曲马多	慎用	√	×
关节腔注射药	曲安奈德、甲波尼龙	慎用	√	加重
	玻璃酸钠、医用几丁糖	可用	√	?

注："√"表示有作用；"×"表示无作用；"?"表示作用不明。

骨关节炎的镇痛应该分级次进行：

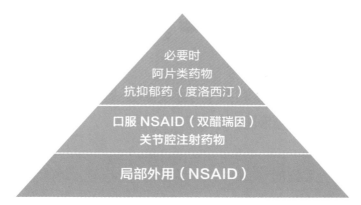

必要时
阿片类药物
抗抑郁药（度洛西汀）

口服 NSAID（双醋瑞因）
关节腔注射药物

局部外用（NSAID）

2. 可试用氨基葡萄糖

虽然目前尚不能确认氨基葡萄糖是否具有镇痛作用和延缓病情进展作用，但安全性较好。2019 年版《中国骨关节炎诊疗指南》指出：部分患骨关节炎的老人可以选择使用硫酸氨基葡萄糖，3～6

个月后症状无改善者应停止治疗。2021 年版《骨关节炎临床药物治疗专家共识》指出：与盐酸氨基葡萄糖比较，硫酸氨基葡萄糖胃肠道刺激更小，更易吸收。

3. 关于非甾体类抗炎药（NSAID）使用注意事项

非甾体类抗炎药（NSAID）既有止痛作用又有抗炎作用，是最常用的一类控制骨性关节炎症状的药物。主要通过抑制环氧化酶活性，减少前列腺素合成，具有减轻关节炎症所致的疼痛及肿胀、改善关节活动的作用。NSAID 分为局部外用和全身应用（口服、针剂、栓剂）两种。

建议对轻、中度关节疼痛或骨性关节炎老人首选局部外用药物，因为局部外用 NSAID 引起的胃肠道不良反应较轻，仅需注意局部皮肤不良反应。但局部外用药效果较差。对于关节症状严重，外用 NSAID 无法达到满意疗效的骨性关节炎老人，可考虑全身应用，其中以口服 NSAID 最为常用，主要不良反应有胃肠道症状、肾肝功能损害、影响血小板功能、增加心血管不良事件发生的风险。因此，NSAID 应使用最低有效剂量，短疗程。

4. 关节腔注射药物

常用的关节注射药物有糖皮质激素、玻璃酸钠等。关节腔注射玻璃酸钠安全性较好。关节腔注射糖皮质激素升高血糖浓度（1~3 天）。糖尿病老人应密切监测血糖变化，必要时调整降糖药用量。

药物	治疗作用	用法用量
糖皮质激素	• 起效迅速 • 可使膝骨关节炎症状缓解 4~12 周（因药而异）	同一关节每年最多不超过 2~3 次，间隔时间不短于 3~6 个月
玻璃酸钠	• 可改善 4~26 周疼痛 • 可延迟关节置换时间	每周注射 1 次，3~5 周为一疗程，每年 1~2 个疗程

关节炎吃药打针也没用，该怎么办？

对于经内科治疗无明显疗效，病变严重及关节功能明显障碍的老人可以考虑外科治疗，以校正畸形和改善关节功能。外科治疗的主要途径是通过关节镜手术和开放手术。

1. 关节镜清理术

该术式可用于伴有机械症状的膝关节骨性关节炎老人，关节镜手术属于微创手术的一种，具有创伤小、恢复快等优势，其不仅仅是一种早期治疗的手术方法，也是一种对骨科疾病的诊断手段。

2. 关节软骨修复术

该术式主要适用于年龄较小的骨性关节炎老人，尤其是单处小面积负重区软骨缺损的老人。

3. 截骨术

该术式主要用于膝关节骨性关节炎，其通过改变力线来改变关节的接触面。适用于青中年、活动量大、力线不佳的单间室病变。

4. 关节融合术

该术式目前主要用于严重的慢性踝关节、指或趾间关节骨性关节炎老人。

5. 关节置换术

终末期骨性关节炎老人可采用这个治疗方案。

骨关节炎这么严重，该如何预防呢？

预防是最好的治疗，平时要注重保护关节，避免关节过度劳损，控制体重，尽可能减少骨性关节炎的发生风险。另外，要提高对骨性关节炎的认识，一旦出现疑似症状，及早就诊，规范治疗，最大限度地延缓疾病的进展、保护关节功能。

1. 避免机械性损伤

关节受到机械性损伤也是引发骨性关节炎常见的原因之一。我们既要避免骨性关节炎，又要防止关节出现机械性损伤情况，例如注意日常的劳动和走路姿势，不要长时间扭着身体干活或走路，否则会给身体关节带来较大的负荷和摩擦。此外，髋关节和膝关节本身就已经受累的人应该避免长久站立、蹲位等行为。

2. 控制体重

身体过度肥胖就会加重关节的负担，久而久之就容易导致关节因过度摩擦而出现骨性关节炎。所以，想要做好骨性关节炎的预防工作，控制体重也是必须要进行的措施之一。

3. 改变不合理的运动方式

虽然运动锻炼对人的身体大有益处，但如果运动方式不正确，不仅不能够起到锻炼身体的效果，同时还容易导致人的关节受到伤害。例如，太极拳等半蹲或需要下蹲的运动，给下肢关节带来的压力很大，应该尽量避免每天重复进行。除此以外，类似爬山以及爬楼梯等会给下肢关节带来巨大压力的运动也该尽量避免。尤其是对年龄较大或关节本身容易受损的人来说更是如此，可以考虑散步以及游泳等，不会给关节带来太大压力的运动。

4. 多晒太阳和补充钙剂

在日常生活中，多晒太阳和多给自己的身体补充钙剂，也能够起到预防骨性关节炎的作用。还可以同时服用活性维生素 D 加强预防效果。

8.3 颈椎、腰椎围手术期常见问题指导

颈椎病的主要原因和主要表现是什么？

颈椎病主要是由于颈椎长期劳损、骨质增生，或椎间盘突出、韧带增厚，致使颈椎脊髓、神经根或椎动脉受压，导致一系列功能障碍的临床综合征。长时间颈部处于一个姿势、伏案工作、操作电脑、低头看手机、高枕等易造成颈部肌肉劳损、颈椎退行性变。患有颈椎疾病的老人最初的表现常常是颈肩部疼痛和手部麻木，有的表现为头晕，甚至走路不稳。日常生活中出现颈部后方疼痛的症状，则应警惕颈椎病的发生。

不同类型的颈椎病表现一样吗？

颈椎病的分型很重要，不同类型的颈椎病的治疗方法和预后不一样。颈椎病主要分为四型。

1. 神经根型颈椎病

此型发病率最高，主要病变为：椎间孔变窄致颈脊神经受压，多见于第 4~7 颈椎。主要症状：早期症状为颈痛和颈部发僵；上肢放射性疼痛或麻木，此疼痛和麻木沿着受压神经根的走向和支配区放射，有时症状的出现与缓解和老人颈部的位置和姿势有明显关系；患侧上肢感觉沉重、握力减退，有时出现持物坠落。

2. 脊髓型颈椎病

此型最危险，主要病变为：颈椎病变导致脊髓受压、炎症、水肿等。主要症状：下肢麻木、沉重，行走困难，双脚有踩棉感；上肢麻木、疼痛，双手无力、不灵活，写字、系扣、持筷等精细动作难以完成，持物易落；躯干部出现感觉异常，老人常感觉在

胸部、腹部，或双下肢有如皮带样的捆绑感。

3.椎动脉型颈椎病

主要病变为：由于骨刺、血管变异或病变导致供血不足。主要症状：发作性眩晕，复视伴有眼震；有时伴随恶心、呕吐、耳鸣或听力下降，这些症状与颈部位置改变有关；下肢突然无力猝倒，但是意识清醒，多在头颈处于某一位置时发生；偶有肢体麻木、感觉异常。

4.交感神经型颈椎病

主要病变为：各种颈部病变激惹了神经根、关节囊或项韧带上的交感神经末梢。主要症状：头晕、头痛、睡眠差、记忆力减退、注意力不易集中；眼胀、视物不清；耳鸣、耳堵、听力下降；鼻塞、过敏性鼻炎，咽部异物感、口干、声带疲劳等；恶心甚至呕吐、腹胀、腹泻、消化不良、嗳气等；心悸、胸闷、心率变化、心律失常、血压变化等；面部或某一肢体多汗、无汗、畏寒或发热。

除以上四型外，临床上常见以上四型不同症状同时发生，称之为混合型。目前，神经根型颈椎病和脊髓型颈椎病临床表现比较典型，因此诊断和治疗争议较少，而椎动脉型颈椎病和交感性颈椎病的临床表现与神经内科疾病、耳鼻咽喉科疾病等较为相似，诊断和治疗方面尚存在较多争议。

老人得了颈椎病需要做哪些检查？

颈椎检查应根据老人不同的情况而有不同的选择，主要是根据老人不同的病史和体检特点，再结合医生的判断。并不是越多越全越好，不同的特殊检查有各自的优缺点，因此就有不同的适用范围。颈椎病临床上用得最多、最普及的检查是颈椎 X 线平片。颈椎 X 线平片在临床上有重要的意义，也是颈椎病诊断过程中最常规最基本的特殊检查措施。而且检查简单方便，价格便宜，易于为广大老人所接受。X线平片可以明确有无骨的破坏及颈椎的畸形，观察有无骨刺、椎间隙狭窄以及颈椎后纵韧带骨化等表现。更重要的是，X线平片是手术时定位所必不可少的依据。除了颈椎X线平片之外，还有磁共振（MRI）、CT、肌电图、脑血流图等。临床上具体采用什么辅助检查，应根据病情需要，由专科医生来申请。

得了颈椎病可以不手术吗？

早期的颈椎病大多选用保守治疗方法。保守疗法是相对于手术治疗而言，也就是非手术的治疗方法，在采用非手术保守疗法时，可联合使用多种治疗方法。颈椎病的保守治疗主要包括口服药物治疗，对于以颈肩部疼痛为主的老人可口服消炎镇痛药物，辅以肌肉松弛和营养神经药物；以及牵引、理疗、针灸、推拿等方法。但有一些方法在急性期是禁止的，否则会加重局部炎症、水肿。对于症状及影像资料显示比较严重、脊髓型颈椎病、经保守治疗无效的颈椎病，可考虑手术治疗。

手术方式都一样吗？ 微创手术怎么做？
微创手术一定更好吗？

手术包括开放的前路和后路减压手术，以及微创的脊柱内镜术，脊柱内镜治疗颈椎病的手术过程：在局麻下，在老人颈后部做一小切口，经切口放置颈椎内镜通道后，在内镜下用磨钻在颈椎关节突附近磨出一个直径3 mm左右的"洞"，从洞里把压迫神经根的突出髓核组织取出来，而椎间盘内的没有压迫神经根的髓核组织予以保留。微创手术创伤小：内镜下仅在关节突附近磨除少量骨质，对颈椎骨性结构的破坏微小，保留了颈椎骨性结构的完整性和稳定性，不需要附加融合或内固定手术。术后并发症少：相比传统手术，微创内镜手术不会破坏正常解剖结构，对颈椎前方组织的剥离与牵拉少。但微创手术的适应证较窄，对于巨大颈椎间盘突出，严重的颈椎间孔狭窄、颈椎间盘脱出至椎体后缘或合并有严重的颈椎后纵韧带骨化的老人该方法不适用。而且由于微创涉及的组织结构相对较少，病灶有可能去除不彻底，遗留部分病灶组织，存在复发的可能。

至于选择开放手术还是微创手术，以及是选择前路还是后路手术，需要临床医生结合老人神经根或脊髓压迫的部位、有无颈椎管狭窄以及老人的爱美程度等综合考量。无论是开放手术还是微创手术，都是非常成熟的手术，一般老人术后第二天就可以下地正常活动，但根据不同的手术情况，术后可能需要佩戴一段时间的颈托。

经颈椎前路手术前应做哪些适应性训练？

对于选择经颈椎前路椎板切除术的老人，为了避免因术中长期牵拉气管暴露手术区域导致的气管水肿等情况，术前1周老人应练习颈仰卧位，并配合气管推移训练，具体方法如下：

老人取仰卧位，枕头垫于肩下，头后伸，老人或家属用四指将老人的气管向手术切口对侧的方向推移，每天进行3~4次，每次5~10分钟。根据老人的耐受性，逐渐延长训练时间和增加频次，建议手术前老人可耐受气管被推移过中线持续1小时以上。

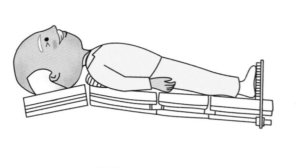

颈仰卧位

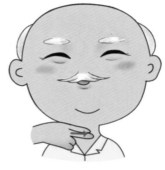

气管推移

经颈椎后路手术，术前应如何进行卧位练习？

对于选择经颈椎后路椎板切除术的老人，术前 1 周应练习俯卧位，老人趴卧于床上，每天 2~3 次，每次 30 分钟，以提高术中的耐受性。

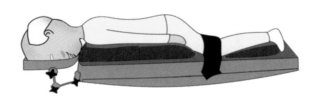

颈椎手术俯卧位

术后要摆什么体位？

颈椎病手术后老人常规需佩戴颈托，术后 24 小时内应减少颈部活动的次数和幅度。对于采用颈前路术式手术的老人，术后宜采取去枕平卧位，颈两侧放置沙袋，保持颈部中立位。对于采用颈后路术式手术的老人，术后宜采取仰卧位，一般要去枕平卧 3 个月。对于肥胖、体重过重的老人，为减少引流不畅压迫神经的危险，多以侧卧位为佳，颈面部垫枕与肩高一致，翻身时要保持头颈与躯干同步转动。

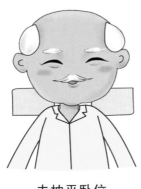

去枕平卧位

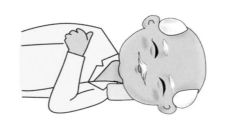

侧卧位

颈椎手术后有什么需要特殊观察的吗？

1. 保持呼吸道通畅，若发现老人有痰，鼓励及时咳嗽咳痰，促进痰液排出。呼吸困难是颈前路手术后最危急的并发症，若发现老人突发呼吸困难，请立即联系医护人员。

2. 四肢运动感觉的观察。全麻完全清醒后，嘱老人活动四肢及关节，询问四肢肌肉力量、皮肤感觉、关节活动度与术前有无差别，如有运动感觉减退甚至消失，请及时告知医护人员进行评估。

3. 注意观察颈部有无增粗；老人说话时发音有无改变，如声音嘶哑等；饮水时，观察有无呛咳。

手术后如何正确佩戴颈围？

1. 佩戴前，先评估颈围是否完好无破损，避免损坏的颈围压坏老人的皮肤；再评估老人颈部皮肤有无局部皮肤破损、红肿等。将颈围前后片边缘加好衬垫，避免局部组织受压。佩戴时，护士协助老人轴线翻身，将颈围后片放于颈后部，检查颈部轴线，保持颈部处于正中位置。再协助老人取平卧位，佩戴颈围前片，将其边缘压住后片并系好扣带。颈围松紧度以一指为宜。

2. 摘除时，协助老人平卧于床上，先解开颈围扣带，嘱老人不要活动颈部，取下颈围前片。一手轻托老人颈部，使颈部稍离床面，一手取下颈围后片。

3. 注意事项：确保颈部处于正中位；颈围松紧适宜，以能放进一个手指为宜，佩戴后，老人无憋气、头晕等不适；颈围内可垫棉质软衬垫，利于汗液吸收，每日更换内衬垫1~2次，确保颈部清洁舒适。定时清洁颈部皮肤，观察颈部、耳郭、下颌部皮肤情况，避免局部皮肤压伤。

颈椎手术出院后，应注意哪些方面？

1. 出院护送

出院乘车回家建议取平卧位，防止颈部外伤，若无法平卧，请取侧坐位。

2. 头颈的位置与制动

请继续佩戴颈托3个月，在医生的指导下才能去除颈托。佩戴过程中时刻保持颈部中立位；卧位时建议去枕平卧或仅垫小薄枕，保持颈椎的正常曲度；禁止做低头、仰头、旋转等动作；避免颈部过度疲劳；避免使用高枕，始终保持颈部功能位。

如何预防颈椎病呢？

1. 改变生活习惯，避免长时间伏案工作，避免颈椎长时间维持一个姿势，保持脊柱的正直。

2. 保持良好的坐姿，原则上应使头、颈、胸保持正常生理曲线，视线平视前方或略微仰视 5°～10°，避免头颈部长时间处于仰伸或屈曲状态。

3. 加强颈肩部肌肉力量的锻炼，游泳就是比较好的颈肩腰背部肌肉锻炼的运动方式。平时可做头及双上肢的前屈、后伸及旋转活动，既可缓解疲劳，又能锻炼肌肉力量，有利于维持颈椎的稳定性，保护颈椎间盘和小关节。

4. 注意颈肩部的保暖，避免长时间吹空调或空调温度过低。

5. 科学合理选用枕头，避免高枕睡眠的不良习惯，避免头颈部长时间处于屈曲状态。

什么是腰椎间盘突出症？

腰椎间盘突出症是因椎间盘变性，纤维环破裂，髓核突出刺激或压迫脊神经根、马尾神经所表现的一种综合征，是腰腿痛常见及重要的原因之一。

老人腰痛，是不是得了腰椎间盘突出症？

腰痛原因有很多，也很常见。据报道，一生中 80% 的人都会经历腰痛。急性腰痛多为肌肉源性，经休息、理疗等对症治疗可明显缓解。如腰痛反复发作、持续加重，超过 3 个月即为慢性腰痛。慢性腰痛常被分为两类：特异性腰痛和非特异性腰痛。特异性腰痛就是有明确病因的，如感染、肿瘤、骨质疏松、骨折或炎症性疾病等。然而，80%～90% 的慢性腰痛是非特异性的，常没有公认的、特定的病因，且多为慢性、反复发作，可能为椎间盘、小关节或骶髂关节源性，也可能压迫神经引起的神经源性。因此，不是所有腰痛都是腰椎间盘突出引起的。

腰椎间盘突出时有哪些症状呢？

1. 腰痛

大多数老人最先出现的症状，咳嗽、打喷嚏、大便等可加重疼痛。

2. 下肢放射痛

高位的腰椎间盘突出（腰 2/3、腰 3/4）可以引起大腿前方疼痛不适，腰 4/5、腰 5/ 骶 1 椎间盘突出，表现为坐骨神经痛，从下腰部向臀部、大腿后方、小腿外侧直到脚背或脚底的放射痛。老人通常会说"腿后面有一股筋扯着疼"，在喷嚏和咳嗽等腹压增高的情况下疼痛会加剧。

3. 马尾神经症状

当大块的椎间盘组织向正后方突出压迫马尾神经时，患肢会出现大小便障碍，会阴和肛周感觉异常，严重者可出现大小便失控及双下肢不完全性瘫痪等症状。

4. 下肢感觉异常

根据受压神经根的不同而出现该神经支配区感觉异常。临床上最多见的是腰 5 和骶 1 神经根受压，表现为小腿前外侧、足背和足底皮肤感觉过敏，渐而出现麻木、刺痛及感觉减退。

5. 肌力下降

有 70%~75% 的老人会出现神经支配的肌肉力量减弱，包括：骶 1 神经根受压时，踝关节跖屈的力量减弱；腰 5 神经根受压时，大脚趾向上勾起的力量减弱；腰 4 神经根受压时，踝关节背伸的力量减弱；腰 3 神经根受压时，膝关节伸直的力量减弱；腰 1~2

神经根受压时，髋关节屈曲、内收的力量减弱。

需要做什么检查才能明确是否有腰椎间盘突出呢？

腰椎间盘 MRI 平扫是目前评估腰椎间盘退行性变突出最有效的方法。正常的椎间盘在 MRI T_2 像上呈现出高信号，即白色，均匀分布于上下椎体之间。而退行性变的椎间盘呈现出低信号，即黑色，可有高度变小，如果发生突出时，可见椎间盘向后方形成类似"尾巴样"结构，突出到椎管内，压迫神经。

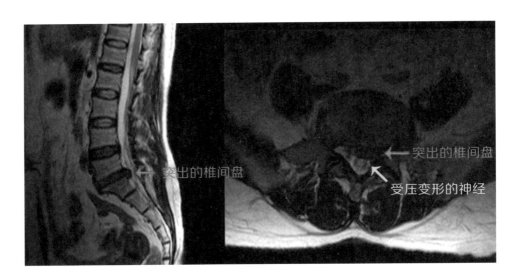

← 突出的椎间盘

← 突出的椎间盘

↖ 受压变形的神经

磁共振报告提示腰椎间盘突出，是什么意思？

腰椎间盘突出很常见，但不一定引起症状。磁共振（MRI）经常可以看到无症状的椎间盘突出，且年龄越大，影像学检查椎间盘突出的发生率越高。影像学检查腰椎间盘突出（影像诊断），如不结合临床，是无意义的，只是对片子的一种描述和表达而已。只有结合了临床症状和体征，且与片子表现相一致，临床医生才会给予"腰椎间盘突出症"的诊断（临床诊断）。因此，报告上写的"腰椎间盘突出"字样并不代表你的症状就一定是突出的椎间盘引起的。

得了腰椎间盘突出症，年龄大了能不能不手术啊？

腰椎间盘突出症的发病不是一两天形成的，因此其治疗也不是一下子就能康复，也是个循序渐进的过程。从另一个角度来说，只要病情不进展，就是治疗有效。其加重进展因素与生活、工作方式密切相关，有时保守治疗有效，但有反复发作、不断加重的可能。因此，所有治疗的前提是改变不良的生活和工作方式，合适休息，适度功能锻炼。没有这个前提，其他的治疗都很难起效。腰椎间盘突出症的治疗主要分为保守治疗和手术治疗。根据不同的病程、体征及不同的分型其治疗是有所不同的。除存在明显大小便、性功能障碍等马尾综合征或严重足下垂、肌萎缩等脊神经明显受损症状外，均应首选保守治疗，包括休息、腰背肌功能锻炼、药物、理疗等。如严格保守治疗 3 个月无效且严重影响生活质量，则需手术干预。值得注意的是，对于存在明显手术指征的腰椎间盘突出症老人，一味地追求过度、无效的保守治疗会延误病情，造成严重后果。

患有腰椎间盘突出，平时还能锻炼身体吗？

对于患腰椎间盘突出的老人，如果现在有症状，也就是说现在有腰疼，甚至有屁股疼、腿疼、腿麻、脚麻这些症状的时候，是不适合做一些剧烈的体育锻炼的。这个时候更应该静养，结合一些药物或理疗等。没症状的时候，确实有椎间盘突出的话，可以采取一些锻炼的方法去治疗。

锻炼有两个大原则：

第一、锻炼的方法不能够对腰椎造成过大的负担和损伤。比如说在锻炼的过程中一些剧烈的跑、跳，甚至有一些对腰椎负担很大的活动，像硬拉、举重这些都不太适合。类似于游泳这种能够减轻对腰椎的负担，或者说吊单杠这样的减轻腰椎负担的活动，是比较推荐的。

第二、运动的方式要能够锻炼到自己的腰背肌，能够增加腰背肌的力量。比如最简单的像俯卧撑、平板支撑或者是游泳，而女性可以练瑜伽、练普拉提，都能够有增强腰背肌力量的作用，都是比较推荐的。当然，还要根据具体情况、体质以及身体对活动的耐量，决定采取什么样的锻炼方法。

微创治疗腰椎间盘突出是不是容易复发？

具体选择微创手术还是传统开放手术，需医生根据你的症状、体征及影像学资料，共同决策适合你的最佳手术方案。但值得一提的是，微创是一种理念，微创手术不仅仅是椎间孔镜，显微镜、通道下、小切口等也都属于微创范畴。微创髓核摘除术后有一定的复发率（5%左右），但正常的椎间盘都有突出的可能，更何况已经"坏"的、经过修理过的椎间盘呢。预防术后复发，关键在于术后如何"保养"，避免诱发椎间盘突出的不良生活方式和姿势。

腰椎手术前需要如何进行体位训练？

腰椎无论开放手术还是微创手术，通常都需要采取较长时间的俯卧位。开放手术俯卧位时间为3~4小时。为提高老人对手术的耐受程度，术前需进行俯卧位训练。训练方法为老人腹部垫一薄软枕，尽量放松腰背部及腹部肌肉，双上肢自然屈曲放于躯干或头部两侧，每天坚持训练 3 次并逐渐延长训练时间。

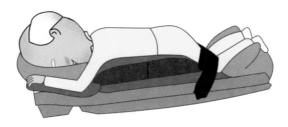

腰椎手术俯卧位

腰椎术后可以做哪些功能锻炼？

为预防长期卧床所致的肌肉萎缩、关节僵硬等并发症，老人宜早期行床上肢体功能锻炼。若老人不能进行主动锻炼，可由家属协助活动关节、按摩肌肉，以促进血液循环，预防并发症。

1. 直腿抬高锻炼

术后第 1 日开始进行股四头肌收缩和直腿抬高锻炼，每次15~30 分钟，每日 2~3 次，以能耐受为限，逐渐增加抬腿幅度。

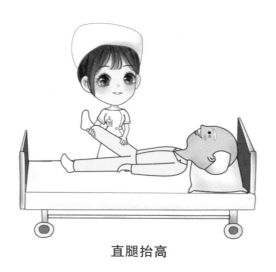

直腿抬高

2.腰背肌锻炼

根据术式及医嘱指导老人锻炼腰背肌，以增加肌力，预防肌萎缩和增强脊柱稳定性。一般术后第 7 日开始，用五点支撑法，1~2 周后采用三点支撑法，每日 3~4 次。每次 50 下，循序渐进，逐渐增加次数。

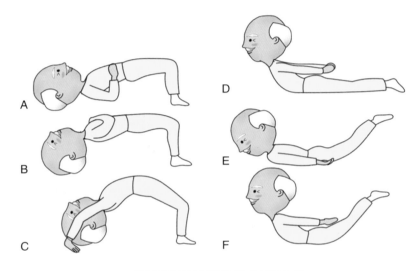

腰背肌锻炼仰卧法和俯卧法

A.五点支撑法；B.三点支撑法；C.四点支撑法；D.头、上肢及颈后伸；E.下肢及腰部后伸；F.整个身体后伸。

腰椎术后老人如何佩戴腰围？

选择大小适合的腰围，不能过宽，也不能过窄，腰围的上缘到肋上缘，下缘到臀裂以下，贴敷腰的部分最好是平坦的或与老人脊柱的生理性弯曲一致，稍向前凸。佩戴腰围时需注意松紧度，以能插进自己的两个手指为宜。第一次佩戴前需要先试戴半小时，没有什么不舒适的感觉才可以长时间佩戴腰围。佩戴时需要根据老人的病情来掌握时间，如腰部有沉重感、酸胀感时，需要佩戴腰围，睡觉及休息时可将腰围取下。

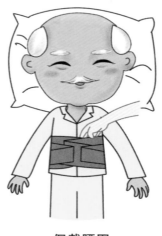

佩戴腰围

如何预防腰椎间盘突出呢？

预防腰椎间盘突出从姿势上说，尽量避免长期持续反复的弯腰动作，避免在弯腰的时候突然发力搬非常重的物体，或者是没有热身就参与体育活动，这些都可能诱发椎间盘突出。做到这些，至少从病因上降低了腰椎间盘突出的发生率。

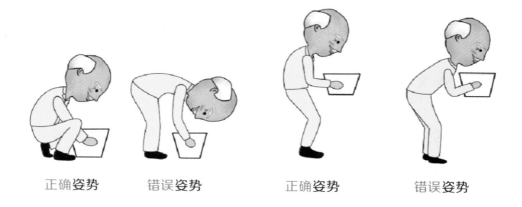

正确姿势　　　错误姿势　　　　　正确姿势　　　错误姿势

8.4 老年髋部骨折围手术期常见问题指导

老年髋部骨折为什么又被称为"人生中最后一次骨折"?

老年髋部骨折十分凶险,在骨折发生后一年,老人的存活率仅有 50%,因此又称为"人生中最后一次骨折"。老人常患有骨质疏松症,又不像年轻人那样髋关节周围有着强壮的肌肉和韧带加强,再加上身体的敏捷性和稳定性下降,当一脚踩空,发生摔倒、滑倒,身体扭转倒地,髋部就很容易受到损伤,造成髋部骨折。

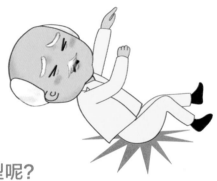

老年髋部骨折有哪些类型呢?

老人髋部骨折常见的有两种:一种是股骨颈骨折,一种是股骨转子间骨折。

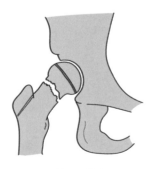
股骨颈骨折

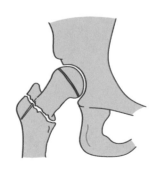
股骨转子间骨折

发生髋部骨折时会有哪些表现?

髋关节是连接人体躯干和下肢的稳定、较为复杂的大关节,主要作用是承载身体的重量和完成运动功能。因此,一旦发生了髋部骨折,老人就会立即丧失基本的活动能力,表现为不能站立、负重或行走以及髋部持续的剧烈疼痛等。

如何治疗老人的髋部骨折?
选择保守治疗还是手术治疗?

在符合手术指征的前提下,老年髋部骨折应首选手术治疗。国内外的最新研究证据也支持老人髋部骨折手术应在入院 48 小时内尽早进行,这样可以减轻疼痛、降低并发症发生率、缩短住院时间,而延迟手术可能会增加老人的死亡率。但是,老人往往存在高血压、高血糖、脑血管病、冠心病、慢性阻塞性肺疾病等这样的基础疾病,大大增加了手术的难度。根据髋部骨折的类型、老人的年龄、骨质情况、身体状况及自身的功能需求等,手术方案又可以大致分为骨折内固定术和髋关节置换术,具体的手术方案通常需要骨科医师会同相关专业的内科医师和麻醉科医师充分评估手术风险后进行选择。

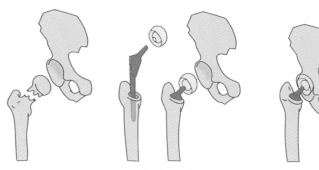

髋关节置换术示意图

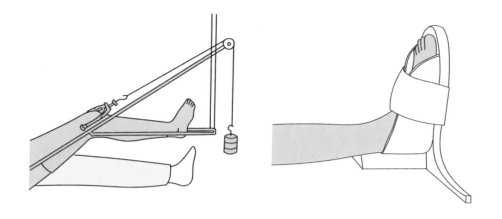

再来讲讲保守治疗，对于老人髋部骨折，保守治疗是一个不得已而为之的选择。保守治疗大致可分为骨牵引或皮牵引术和穿丁字防旋鞋。保守治疗主要存在以下两个方面的问题：①并发症的问题，髋部骨折后只能长期卧床。躺着躺着，肺部感染、下肢深静脉血栓、骶尾部褥疮（压疮）、泌尿系统感染等一系列并发症接踵而至。再加上骨折部位的疼痛刺激，老人往往十分痛苦。②护理问题，由于老人长期卧床，需要家人的细致护理。老人不能下床，大小便只能在床上解决，为了防止褥疮及坠积性肺炎，还要定时翻身拍背，会给家人带来十分沉重的负担。

老年髋部骨折的危害这么大，应该如何预防呢？

无论什么疾病，预防一定胜于治疗，有效的预防措施往往产生事半功倍的效果。那么可以采取哪些措施来预防老人髋部骨折呢？之前说到了，患有骨质疏松症的老人髋部更容易发生骨折，因此有必要采取一些措施来预防骨质疏松。

1.掌握自身骨密度的真实值

双能量 X 线骨密度测量法（DXA）是最常用的方法，大多数三甲医院均可提供 DXA 检查服务。骨量随着年龄增长而减少，对于绝经后的女性或 65 岁以上的老人，建议每年进行一次骨密度的检查。T 值 ≤ –2.5 为骨质疏松；–2.5<T 值 ≤ –1 为骨量低下。当 T ≤ –2.5 时，无论是否发生绝经后的脆性骨折，一般均需要抗骨质疏松药物治疗。当 –2.5<T 值 ≤ –1 时，如果老人发生了绝经后的脆性骨折，这时也需要抗骨质疏松药物治疗，如果没有发生脆性骨折，则可以根据具体情况酌情决定。

2. 骨质疏松的预防

预防骨质疏松的总原则：改善生活方式、均衡营养、充足日照、适当运动。生活方式上坚持戒烟、限酒，少喝浓茶、咖啡及碳酸饮料等。饮食上注意均衡营养，多吃含钙丰富的食物，WHO 推荐老人每天元素钙摄入量为 1000~1200 mg。但是仅仅补充钙是不够的，同时还需摄入包括维生素 D 在内的多种维生素，多晒太阳是增加体内活性维生素 D 水平的最简单方法，建议平均每天至少接受 20 分钟的日光照射。适量的有氧锻炼或抗阻力运动可以给全身关节适度的应力刺激，从而增强骨及软骨的代谢，提高血清的性激素水平，促进钙在骨组织的沉积，是维持骨量、减缓骨质丢失的最好办法。适合老人运动锻炼的方式包括慢跑、哑铃操、游泳、划船运动、蹬踏运动、打太极拳等。运动应达到一定强度但也不应过量，以每次运动完后肌肉有酸胀和疲乏感、休息后次日这种感觉消失为宜。

3. 抗骨质疏松的药物治疗

抗骨质疏松药物分为三大类：基础治疗（钙剂和维生素 D）、抑制骨吸收类药物（双膦酸盐、降钙素、雌激素、选择性雌激素受体调节剂、RANKL 抑制剂等）、促进骨形成类药物（甲状旁腺激素等）、其他药物（维生素 K、锶盐等）以及中药。这些药物的作用是增加皮质骨和松质骨的骨密度和强度，促进骨重建，降低绝经后骨质疏松症女性椎体、非椎体和髋部骨折风险。但是，老人应去医院就诊，经过专科医师评估后选择性使用抗骨质疏松药物。对于维生素 D 的摄入量，成年人为 400 IU/ 天，65 岁老人摄入量应为 600 IU/ 天，当用于骨质疏松治疗的时候，剂量可为 800~1200 IU/ 天，具体的使用剂量因人而异，建议在医生指导下服用。对于钙剂的摄入量，成年人为每天 800 mg，50 岁以上的老人摄入量应为每天 1000~1200 mg，也就是说在日常均衡饮食的基础上，老人平均每日应再补充的元素钙量为每天 500~600 mg。

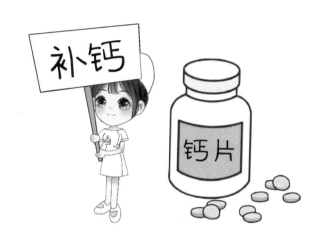

4. 防跌倒

摔跤是造成髋部骨折的最直接原因。因此，预防老人摔倒很重要，建议老人穿支撑效果好的低跟鞋，外出散步时走平地，雨雪天气应当尽量不出门，适当使用拐杖等辅助工具，在卫生间、浴室等光滑的地方放防滑垫，注意台阶和地面高度等。另一个预防跌倒的重要方法是增加肌肉的力量，骨骼的强度和肌肉的收缩力量二者相辅相成，强壮的肌肉可对骨骼产生有效的保护作用和应力刺激，而骨骼作为肌肉的附着，可以调节肌肉的力量和功能。因此，随着老人的肌肉减少和肌力减退，肌肉对骨骼的作用逐渐减弱，久而久之，骨质疏松不可避免，在遭遇跌倒或其他外力时，发生髋部骨折的风险大大升高。

总之，预防老年髋部骨折是一个复杂的综合过程，单靠一种措施远远不能实现预期的目标。老年髋部骨折的预防包括预防跌倒、抗骨质疏松治疗和功能康复锻炼（肌肉力量、平衡力、关节灵活性和心肺耐力训练）三个方面，均需要在专业医生的指导下进行。

髋部骨折术后要摆什么体位？

1. 平卧位

建议在老人手术侧肢体（简称术肢）的足跟、臀部各垫一软枕，将术肢抬高15°，促进术肢血液循环，预防肿胀；两腿之间放一梯形枕，保持患肢外展中立位，减少术肢脱位的风险。指导鼓励老人行健侧肢体（简称健肢）的功能锻炼，如健肢抬臀训练。

老人健侧肢体弯曲，脚掌踩床，家人进行上肢力量的辅助，嘱老人脚蹬床，腰背部稍用力，抬起臀部，尽量使整个臀部离开床面，坚持5~10秒，然后轻轻放下臀部，这样为一次完整的抬臀练习。2~3次为1组，每日可做4~6组。

2. 健侧卧位

由于患侧卧位会增加肌肉压力，加重骨折部位的疼痛感。因此，可帮助老人取健侧卧位，适当弯曲下肢，在两腿间放一软枕，减轻肢体压力。

3. 坐位

尽量选择有扶手和靠背的高椅，保持大腿与上半身的角度大于90°，严禁跷二郎腿、盘腿、弯腰系鞋带、坐矮板凳、蹲厕及向后扭转上半身取物等可能造成髋关节脱位的动作。

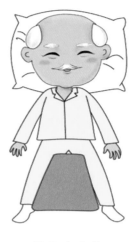

外展中立位

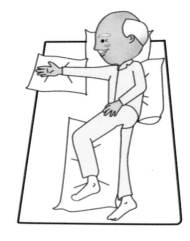

健侧卧位

髋关节术后老人如何起床?

家属准备助行器,调节助行器高度与老人手腕处持平,降低床体,确保老人下床后双脚可直接触地。先协助老人整体向健侧床旁平移,摇高床头,以臀部为轴心扶老人坐于床边,协助老人穿合适防滑鞋。要始终协助患肢保持外展中立位。老人双手扶助行器,家属协助老人站立,使用助行器行走。

如何使用助行器?

检查助行器的高度,双臂自然下垂。扶手与手腕高度一致,操作前,调节助行器的高度,检查助行器的扶手,保证扶手抓握舒适、防滑,缓冲手臂压力。助行器四肢支撑,同样高度,平稳放置。脚垫无磨损老化。老人服装、鞋舒适,穿平底防滑鞋,裤腿不拖地。老人重心稍微向前倾,用双上肢的力量支撑起身体缓慢站起,家属站于老人身体侧后方半臂的距离,老人提起助行器在一步远的距离，先迈出患侧或肌力较差的那条腿，足跟落于助行器后支架的位置，站好以后健侧腿再跟进。抬起时应先足尖抬高，着地时先足跟着地，再足尖，逐渐稳步练习前进。行走时，老人双上肢肘关节略弯曲成150°左右，这样反复进行练习。注意事项：嘱老人坐下或起身时不要靠在助行器上，容易发生助行器倾斜造成倾倒。确认老人行走时，两足均已踏在地面上，取得了站立位的平衡。老人使用步行器时步行速度不宜太快，行走时的步幅更要比平时的步幅小。

如何使用手杖？

手杖适用于下肢损伤引起平衡障碍或单侧肢体无力的老人。有单足手杖、四足手杖。

检查手杖的安全性、稳定性，调整手杖的顶部与手腕处齐平，四足手杖窄侧靠近身体，肌力好的一侧手持手杖，手肘微屈。平地行走时，手杖放前约一步距离，患侧脚前行，健侧脚跟进。上楼梯时，手杖先上一个台阶，健侧脚先上，患侧脚再上。下楼梯时，手杖先下一个台阶，患侧脚先下，健侧脚再下。

跌倒后用手撑地会导致桡骨远端骨折吗？

桡骨远端骨折是临床上最常见的骨折之一，约占全身骨折的1/6，在急诊骨折老人中约占17%。主要发生在6~10岁和60~75岁两个年龄段。60岁以后，随着年龄增长，女性老人骨折的比例逐渐增大，主要与女性绝经后体内雌激素水平下降，骨量丢失加快，骨质疏松程度较男性更为严重有关。俗话说"三九四九冰上走"，天冷路滑，每当遇到冰雪天气时，由于跌伤导致骨折的老人数量都会明显增加。跌倒发生时，人第一反应是用手撑地，这是上肢骨折的高危因素，非常容易导致无任何保护的腕关节受到损伤以致骨折。

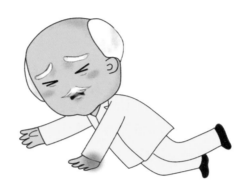

怎么判断自己是否发生了桡骨远端骨折呢？

那么跌倒后手撑地出现哪些症状预示有可能发生了桡骨远端骨折呢？①手腕部肿胀、疼痛剧烈。②腕关节畸形，形态像银叉状、锅铲样或枪刺刀样。③触碰手腕部有压痛，有时摸起来感觉腕关节周围在移动，即异常活动；也可能出现骨头摩擦的感觉，即骨擦感。出现以上症状时，老人们要高度警惕，及时去医院行X线检查来明确诊断，以免贻误病情。

老人桡骨远端骨折有哪些类型呢？

常见的桡骨远端骨折类型非常多，比如说 Colles 骨折、Smith 骨折、Barton 骨折都是桡骨远端的骨折。①跌倒时手掌着地，骨折远端向手背移位，称伸直型骨折（Colles 骨折），占大多数；②跌倒时手背着地，骨折远端向手掌移位，称屈曲型骨折（Smith

骨折）；③跌倒时前臂旋前、手掌着地，致桡骨远端关节面骨折伴腕关节脱位（Barton 骨折），是一种特殊类型的桡骨远端骨折。

老人的桡骨远端骨折一定需要手术治疗吗？

对于桡骨远端骨折，首先需要骨科专业医师明确骨折的具体部位和错位的程度，然后决定治疗方案。对于无移位、稳定或通过复位可维持稳定的桡骨远端骨折，首选石膏或夹板外固定，大部分桡骨远端骨折均可以手法复位后行小夹板或石膏外固定治疗，少部分移位严重的骨折或合并神经、血管损伤的骨折则需要切开复位内固定术治疗。手法整复是以夹板为主要固定材料，加之棉花、棉垫、绷带等辅助材料组成局部外固定力学系统，通过绷带对夹板的约束力、夹板对伤肢的杠杆力、棉压垫对骨折端的效应力来维持骨折复位效果。桡骨远端骨折总体原则是在固定稳定的前提下，尽早开展功能锻炼。非手术治疗的老人面临的缺点在于固定时间较长，一般需夹板或石膏固定 6 周，其间需定期复查，以防骨折手法复位后的位置丢失。固定期间老人可以活动指间关节和掌指关节。同时，必须锻炼肩关节与肘关节，以免发生关节僵硬、肌肉萎缩等并发症。拆除石膏后，老人可逐步恢复腕关节的屈伸和旋转训练。手术治疗的老人在评估内固定稳定性后，也可早期开展活动锻炼与物理治疗。

老人在日常生活中如何预防桡骨远端骨折呢？

一旦发生桡骨远端骨折，会严重影响老人的生活质量。那么可以采取哪些措施来预防老人发生桡骨远端骨折呢？老人应该做到以下几方面：一要防止跌倒摔伤；二要预防骨质疏松症。预防跌倒应注意避免走过陡的楼梯或台阶；转身转头时动作要慢；走路保持步态平稳，尽量慢走，避免携带过重物品；避免去人多及湿滑的地方；避免睡前饮水过多致夜间起床，床旁最好放小便器；避免在他人看不到的地方独自活动；放慢起身、下床的动作，睁开眼睛30秒，坐起30秒，下地站立30秒；衣服要舒适，鞋子要合适，对于老人而言，应尽量避免高跟鞋、拖鞋、鞋底过于柔软以及容易滑倒的鞋；选择适当的辅助工具，如拐杖、助行器等。对于预防骨质疏松，请参考老年髋部骨折相关部分。

需要特别注意的是，雨雪天做到不出门或少出门。如果必须出门，一旦遇到较滑的路面，那么就要学习"企鹅式"行走，即采用膝关节屈曲20°～30°双脚不离开路面，交替蹭着往前走的姿势，以防滑倒。如果出现身体摇晃，尽量用双手保持平衡。一旦摔伤一定不要着急起身，避免发生二次骨折。要先确认身体不适的部位，初步判断是否有骨折的情况，在保证安全的情况下，保持现有姿势，第一时间拨打"120"急救电话，尽快到医院检查治疗。

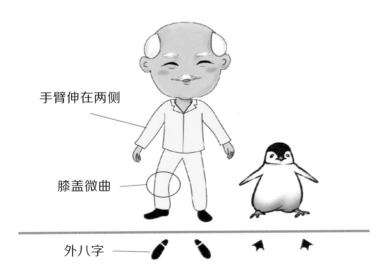

手臂伸在两侧

膝盖微曲

外八字

桡骨远端骨折术后患肢应该怎么摆放？

术后老人需采用仰卧位，患肢垫高或放置于托手板上，利于静脉回流，减轻患肢肿胀。前臂有石膏托的老人，可以使用绷带将前臂悬吊于输液架上。手术 8 小时后，可鼓励老人尽早下床活动，以减少下肢深静脉血栓形成。活动时需采用前臂吊带悬吊患肢，保持肘关节 90° 功能位。

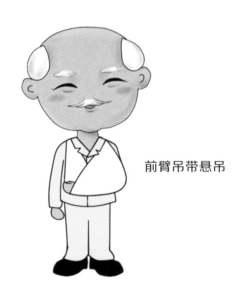

前臂吊带悬吊

桡骨远端骨折术后康复锻炼应该怎么做？

术后第 1 天可进行手指的屈伸锻炼，术后第 2 日可进行对指、对掌功能锻炼。术后第 3 日可进行握拳、松拳锻炼。术后 4 周，可逐渐进行腕关节功能锻炼。术后 8 周，可进行持物、负重锻炼。

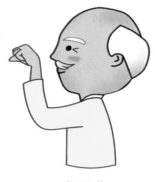

手指屈曲

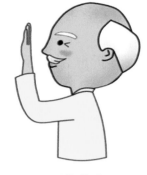

手指伸直

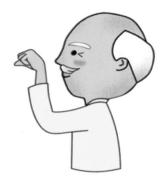

腕关节屈曲

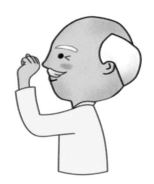

腕关节伸直

手术侧肢体还能正常活动吗？

　　手术后的肢体可以正常活动，适度的锻炼可以避免肌肉萎缩和肢体功能减退，但是出院后老人仍处于恢复期，需渐进性增加活动量，避免劳累和过量运动以避免关节受损，运动后适量休息。动静结合，主动为主，被动为辅，循序渐进。可以先做简单的日常锻炼，如散步、举轻物，若进行的是膝关节手术应尽量避免下列动作，如蹲马步、爬山、跑、提重物、走远路、半蹲位锻炼方式（如打太极拳或练太极剑）等。

做了骨科手术，回家后是不是要天天补钙？

一般骨折愈合过程中不需要特意补充大量钙剂，日常饮食已经足够满足老人对钙的需求。但如果老人有明显骨质疏松的情况或进食有问题，则需要在医生指导下补充额外的钙剂，才能促进骨折愈合以及防止骨质疏松的加重。

手术做完后不太疼，但是回家后就觉得关节、切口疼，是不是又损伤了？

部分老人在手术后并不觉得疼痛感强烈，是因为麻醉药效还没结束以及术后镇痛药的使用。回家后伤口和关节处的疼痛感是炎性反应的正常现象，老人不必害怕，疼痛感一般在数周之内即可减轻或消失，但若是疼痛感剧烈且难以忍受，建议及时就医复查。

在家中的日常起居有什么要注意的吗？

骨折手术后的老人回家后一定要注意防跌倒、防坠床，可以从以下方面来预防：

1. 对于尚不能生活完全自理的老人，日常生活中需要有人陪护，夜间最好和老人共处同一房间，以免老人夜里单独如厕时发生跌倒。老人尽量不要自己弯腰捡东西，应喊家人帮忙。

2. 对于睡前有服用安眠药物的老人，需要在床两侧加固床挡，以免老人在药物的影响下发生瞻望后坠床。

3. 老人在家中应尽量坐有扶手的椅子，并避免坐低椅子，以免起身时无处借力导致重心不稳。老人从椅子上起身时要慢慢起，不能猛起猛坐。早上起床时要分步骤，先醒过来睁眼 30 秒，再坐起 30 秒，再下床站床边 30 秒，然后再行走。

4. 老人的居家环境要保证光线充足、地面干燥，以免老人摔倒，建议用海绵胶带把家具的四角或其他突出的位置包绕，以免老人磕碰。

老人回家后，家属除了照顾老人起居外，最重要的是什么？

老人进行骨科手术后，家属不仅要照顾老人生理上的损伤，更要注意老人的心理状况。很多老人骨科手术后回到家就被家人禁止再做他们受伤前的各项活动，如正常的锻炼、买菜、接送孩子等。这看似是保护老人，避免再受伤害，其实把老人的社会功能和家庭功能大大削弱，让老人觉得失去了自我价值，认为自己是"累赘"。因此，家属在照护受伤老人的前提下，尽可能让老人继续保持自己手术前的喜好和日常活动，并要多关心老人，多注意老人的心理状况，如发现老人出现长期的意志消沉、情绪低落或对什么都提不起兴趣，则要及时带老人寻求心理医生的帮助。